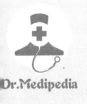
Dr.Medipedia

医万个为什么——全民大健康医学科普丛书

肺腑之言话呼吸

——呼吸系统疾病科普问答

胡三元 总主编

董 亮 主编

山东大学出版社

SHANDONG UNIVERSITY PRESS

·济南·

图书在版编目(CIP)数据

肺腑之言话呼吸:呼吸系统疾病科普问答/董亮主编.—济南:山东大学出版社,2023.11
(医万个为什么:全民大健康医学科普丛书/胡三元主编)
ISBN 978-7-5607-8050-4

Ⅰ.①肺… Ⅱ.①董… Ⅲ.①呼吸系统疾病-诊疗-问题解答 Ⅳ.①R56-44

中国国家版本馆 CIP 数据核字(2023)第 233988 号

策划编辑　徐　翔
责任编辑　蔡梦阳
封面设计　王秋忆
录　　音　次列白姆

肺腑之言话呼吸
FEIFU-ZHIYAN HUA HUXI
——呼吸系统疾病科普问答

出版发行　山东大学出版社
社　　址　山东省济南市山大南路 20 号
邮政编码　250100
发行热线　(0531)88363008
经　　销　新华书店
印　　刷　济南乾丰云印刷科技有限公司
规　　格　720 毫米×1000 毫米　1/16
　　　　　10.5 印张　190 千字
版　　次　2023 年 11 月第 1 版
印　　次　2023 年 11 月第 1 次印刷
定　　价　68.00 元

《肺腑之言话呼吸——呼吸系统疾病科普问答》编委会

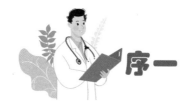

新时代医者的使命担当

——为百姓打造有温度的医学科普

党的二十大报告指出，人民健康是民族昌盛和国家富强的重要标志，要把保障人民健康放在优先发展的战略位置，完善人民健康促进政策。

"科技创新、科学普及是实现创新发展的两翼，要把科学普及放在与科技创新同等重要的位置。"习近平总书记这一重要论述，为新时代医者做好医学知识普及工作指明了前进方向、提供了根本遵循，那就是传播健康理念，力求让主动健康意识深入人心。

"科普，从病人中来，到百姓中去。"山东省研究型医院协会响应国家"全民大健康""科普创新"等一系列战略规划，借助实力雄厚的专家团队，在山东大学出版社的牵头下编纂的"医万个为什么——全民大健康医学科普丛书"问世了。丛书以向人民群众普及医学科学知识，提高全民科学素养和健康水平为根本宗旨，不仅可以在人们心中种下健康素养的种子，还能将健康管理落到实际行动上，让科普成为个人的"定心丸"，成为医生的"长效处方"，进而成为全民大健康的"防护网"。

传递医学科普，是一种社会责任。医道是"至精至微之事"，习医之人必须"博极医源，精勤不倦"，此为专业之"精"；有高尚的品德修养，以"见彼苦恼，若己有之"感同身受的心，策发"大慈恻隐之心"，进而发愿立誓"普救含灵之苦"，这是从医情怀。有情怀，才有品位；有情怀，才有坚持。国际上，很多医学大家也是科普作家。例如哈佛医学院教授、外科医生阿图·葛文德所写的《最好的告别》，传递出姑息治疗的新思路。世界著名的顶级学术期刊《自然》(Nature)《科学》(Science)创立之初,就秉持科普色彩,直至今日,很多非专业读者仍醉心其趣味性和准确性。在我国,越来越多的医学专家和同仁也开始重视科普宣教,经常撰写科普作品,参加科普访谈,助力科普公益活动,引领大家的健康生活理念,加强疾病预防。

杏林春暖,有百姓健康相托,"医万个为什么——全民大健康医学科普丛书"创作团队带着一份责任和义务,集结 100 多个医学专业委员会,由百余位医学名家牵头把关,近千名医学一线人员编写,秉持公益科普的初心和使命,以心血成此科普丛书。每一本书里看似信手拈来的从容,都是医者从医多年厚积薄发的沉淀。参与创作的医者们带着情怀和担当参与到这项科普工程中,他们躬身实践、博采众长、匠心独运,力求以精要医论增辉杏林。

创作医学科普,是一种专业素养。生命健康,是民生大事。医学科普,推崇通俗,但绝不能低俗。相比于自媒体时代各种信息、谣言漫天飞的现象,这套丛书从一开始的定位就是准确性和科学性,绝不可有似是而非的内容。在内容准确性和科学性的基础上,还力求语言通俗易懂。为此,本系列丛书借鉴"十万个为什么"科普丛书,采取问答形式,就百姓关心的健康问题答惑释疑,指导人们如何科学防治疾病。上到耄耋老者,下至认字孩童,皆能读得懂、听得进,还能用得上,力倡"每个人是自己健康第一责任人"。

推广医学科普,是一种创新传播。科普,不是孤芳自赏,一定要能够打动人心、广泛传播。这就要求有创新、有温度的内容表达方式和新颖的传播形式。内容上,本套丛书从群众普遍关心的问题出发,突出疾病预防,讲述一些常见疾病的致病因素,让读者了解和掌握疾病的预防知识,尽量做到不得病、少得病,防患于未然。一旦得了病,也能做到早发现、早确诊,不贻误病情和错失救治良机。在传播方式上,为了方便读者高效利用碎片化时间,也为了让读者有更多获取健康知识的途径,本套丛书在制作时把每部分内容都录制成音频,扫码即可听书。为保证科普的系统性,丛书以病种划分为册,比如《心血管疾病科普问答》《内分泌与代谢疾病科普问答》《小儿外科疾病科普问答》等,从而能最大限度地方便读者直截了当地获取自己关心的科普内容。最终形成的这套医学科普丛书既方便读者查阅,又有收藏价值,还具有工具书的作用。

　　坚守医学科普，还需要有执着的精神。医学科普的推广、普及并非一日之功，必将是一项长期性、系统性的工程，我们将保持团队的活力和活跃性，顺应时代发展，不断更新知识，更好地护佑百姓健康。

　　这样一群有责任、有情怀、有坚守、有创新的杰出医者为天下苍生之安康所做的这件事，看似平凡，实则伟大。笔者坚信，他们在繁忙的临床、科研、教学工作以外耗费大量心血创作的这套大型医学科普丛书，必将成为医学史上明珠般的存在。不求光耀医史长河，但求为百姓答疑解惑，给每一位读者带来实实在在的健康收益。

中国工程院院士　张运

2023 年 4 月

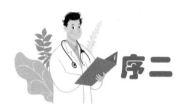

让医学回归大众

欣闻"医万个为什么——全民大健康医学科普丛书",这套由近千名医学领域专家和临床一线中青年医务人员撰写完成的丛书即将付梓,邀我作序,幸何如之。作为丛书总策划、总主编胡三元教授的同窗挚友,能先一睹著作,了解丛书撰述缘由,详读精心编写的医学科普内容,不禁感叹齐鲁医者之"善爱之心"及医学科普见解之独到。

庞大的丛书作者背后是民生温度。从医三十多年,我始终认为大众健康素质和健康意识的提高,是健康中国建设的重要内容。作为医生,应该多写科普类文章,给老百姓普及健康和医学知识,拉近与人民群众的距离,让科普成果切切实实为百姓带去健康福祉。

执好一支笔,写好小科普

医疗是一个专门的领域,由于人体的复杂性,注定了疾病本身往往是非常复杂的。虽然自 19 世纪以来,医学随着科学技术的现代化而飞速发展,人类攻克了很多疾病,但仍有许多疾病严重威胁着人类健康及生活质量。

医防融合是一个老话题,但不应只定格在诊室,还要延伸到诊室外,让医学科普知识融入百姓的日常生活,成为百姓的家居"口袋书",对防病更能起到重要作用。

普通民众的医学知识毕竟有限,在生活水平日益提高的当下,健康无疑是最热门的话题之一,可很多民众的防病及治病方式存在诸多误区,有些方法甚至还有害无益。

得益于互联网传播和智慧医疗的日益发达,许多执业医师走上了科普道路,为民众普及健康常识,提高全民的健康素养。创作医学科普对大众健康有利,而对医者而言,也能丰富自己的知识,精细化自己的思维,在医学求知路上不断前进。"医万个为什么——全民大健康医学科普丛书"作为科普知识的大集锦,依托山东省研究型医院协会雄厚的专家团队,凝聚起了近千名专家和中青年医学骨干力量,掀起"执好一支笔,写好小科普"热潮,在新世纪的今天,可谓功不可没,意义深远。

编好一套书,护佑数代人

科普不仅能够预防疾病的发生,很多已经发生的疾病也能够通过科普获得更好的预后。从这个意义上说,医生做科普的意义绝不亚于治病。从落实健康中国战略,到向世界发出大健康领域的"中国之声",在疾病防治上,我国医者贡献了不少中国智慧和中国方案。

"医万个为什么"脱胎于我们小时候耳熟能详的"十万个为什么"科普丛书,初读就觉得接地气、有人气。丛书聚焦的问题,也全部是与百姓息息相关的疾病疑难解答,全面、权威、可信、可靠。

尤让我耳目一新的是这套丛书创新性地采取了漫画插图以及音频植入的方式,相比单纯的文字阅读,用画图和语音的方式向读者介绍,会更直观。很多文字不易表达清楚的地方,看图、听音频会一目了然、一听而知,能切实助推健康科普知识较快为读者所掌握,不断提升大众对健康科普的认同感,相信丛书出版后,也会快速传播,成为百姓口口相传的"健康锦囊"。

凝聚一信念,擘画大健康

一头连着科普,一头连着百姓;一头连着健康,一头连着民生。

毫无疑问,"医万个为什么——全民大健康医学科普丛书"的编者们举山东之力,聚大医之智,以"善爱之心"成此巨著,已经走在了医学科普传播的最前沿,该丛书在当代医学科普领域堪称独树一帜之作。

我也殷切希望,医者同仁能怀赤子之心,笔耕不息,医防融合,不断践行"让医学回归大众"的使命，向广大人民群众普及医学知识。期待本丛书成为护佑百姓健康的"金字招牌"，为助力健康中国建设做出应有贡献。

最后，向山东省研究型医院协会及各位同仁取得的成绩表示钦佩，并致以热烈的祝贺。

中国工程院院士 宁光

2023 年 5 月

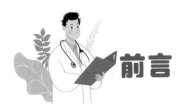

前言

党的二十大以来,以习近平同志为核心的党中央始终坚持以人民为中心的发展思想,强调把人民健康放在优先发展的战略位置,努力全方位、全周期保障人民健康,从经济社会发展全局统筹谋划加快推进"健康中国"建设,强调树立"大卫生、大健康"理念,推动"以治病为中心"向"以人民健康为中心"转变。在《"健康中国 2030"规划纲要》中,将普及健康知识、参与健康行动作为行动的基本路径,把健康知识普及行动作为重要任务,切实维护人民群众健康权益。我们作为医务人员,也是人民健康的守护者,无疑更应该主动承担起科普宣传的重任。

受大气污染、人群结构老龄化等因素影响,近年来呼吸系统疾病的患病率不断增加。据《中国卫生健康统计年鉴 2022》的数据显示,呼吸系统疾病在我国城市居民死亡原因中排名第四。在传染性疾病方面,呼吸系统也是包括新型冠状病毒、新型流感病毒等在内的新发、突发病原体的主要受累系统。另外,间质性肺疾病、肺血管疾病等非感染性肺部疾病所造成的社会疾病负担同样不容忽视。而系统性疾病的肺部表现、免疫功能低下患者的肺部疾病、药物相关肺损害等也已成为临床常见问题。根据今年 10 月国家卫生健康委等六部门联合发布的《第二批罕见病目录》,呼吸系统相关罕见病已经达到 14 种。作为兼具常见病的高社会负担属性和疑难危重症挑战的呼吸系统疾病,其预防与管理已经成为"健康中国"的"刚需"。

受山东省研究型医院协会委托,我们很荣幸可以承担"医万个为什么——全民大健康医学科普丛书"的编写任务。参与本书编撰的专家均是在呼吸领域深耕多年的临床医生或专家学者,本书囊括了呼吸感染性疾病、呼吸慢病、肺癌、过敏性疾病、肺间质病变、呼吸重症监护及呼吸护理等内容。另外,本书中个别外文单词或字母缩写暂无正式中文译名,为避免讹误,未翻译为中文。

我们精心打磨内容,以生动的语言推广或普及呼吸病学相关新技术、新观念,呼唤大众更关注健康,有意识地去选择健康的生活方式。希望广大读者在阅读后能了解更多的医学常识和基本知识,但遇到难题时,更应寻求专业医生的帮助。如果本书,能够为您开辟新的角度与视野,提供一些帮助与启发,便已达到我们尽心撰写的初衷。

2023 年 11 月

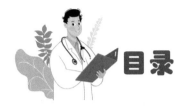

目录

常见的呼吸慢病

肺癌

间质性肺疾病

睡眠与呼吸

呼吸介入

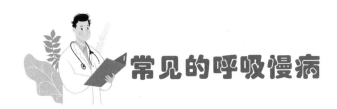

常见的呼吸慢病

慢阻肺

1.什么是慢阻肺?

慢阻肺的全称是慢性阻塞性肺疾病(COPD),通常是因为患者长期暴露于有害颗粒和气体中导致。慢阻肺虽然严重危害了人类健康,但可预防、可治疗,患者一般表现为持续的呼吸系统症状,如咳嗽、咳痰、憋喘、呼吸困难。

COPD=慢性阻塞性肺疾病

2."老慢支"是慢阻肺吗?

"老慢支"不是慢阻肺,而是慢性支气管炎的简称,是发生在气管、支气管黏膜及其周围组织的一种慢性非特异性炎症。其起病缓慢、病程较长,每年发病时常持续 3 个月或更长时间,并连续发病 2 年或 2 年以上。该病患者的典型症状有咳嗽、咳痰,或伴有喘息、气急等。不过,当患者肺的通气功能持续下降达到一定指标且不可逆时,即表明已进展为慢阻肺。

3.为什么要了解慢阻肺?

我国慢阻肺发病呈现高发态势,20 岁及以上成人慢阻肺的发病率为 8.6%,40 岁及以上人群患病率高达 13.7%,我国患者总数近 1 亿。

慢阻肺是 2021 年世界第四大死亡原因。世界卫生组织(WHO)关于病死率和死因的预测数字显示,随着发展中国家吸烟率的升高和高收入国家人口老龄化的加剧,慢阻肺的患病率在未来 40 年将继续上升,预测至 2060 年每年死于慢阻肺及其相关疾病的患者数将超过 540 万。

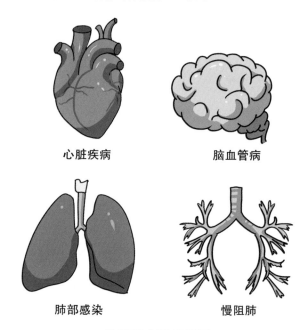

心脏疾病　　　　　　　脑血管病

肺部感染　　　　　　　慢阻肺

世界四大致死原因

4.患者得了慢阻肺会有什么表现?

慢阻肺患者的主要症状是咳嗽、咳痰和呼吸困难:

(1)咳嗽:以晨起和夜间阵咳为主要表现,并持续多年。

(2)咳痰:多为白色泡沫样,急性加重时为黏液,不易咳出。

(3)气短或呼吸困难:早期仅在患者劳动时出现,之后逐渐加重,以致日常活动甚至休息时也感到呼吸困难。

咳嗽、咳痰症状通常在疾病早期出现,而后期则以呼吸困难为主要表现。另外,早期慢阻肺患者可以没有明显症状,随病情进展症状日益显著。

5.慢阻肺的发病原因是什么?

慢阻肺的发病与多种因素相关:

(1)个人因素:①遗传因素:α_1-抗胰蛋白酶缺乏。②年龄和性别:年龄越大,慢阻肺患病率越高;慢阻肺患病率也有性别差异,女性对烟草和烟雾的影响更敏感。③肺的生长发育:患者在妊娠、出生和青少年时期直接或间接暴露于有害因素。

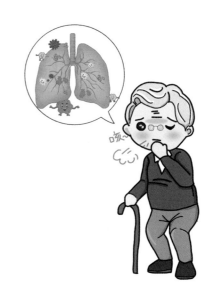

（2）环境因素:①吸烟:是慢阻肺最重要的环境致病因素,被动吸烟也可能导致呼吸道症状及慢阻肺的发生。②燃料烟雾:柴草、煤炭和动物粪便。③空气污染:空气污染物中的颗粒物质和有害气体物质(如二氧化硫、二氧化氮、臭氧和一氧化碳等)。④职业性粉尘:二氧化硅、煤尘、棉尘和蔗尘等。

6.患者为什么要做肺功能检查?

（1）肺功能检查是确诊慢阻肺的必备条件。

（2）慢阻肺患者应每半年左右到医院检查肺功能以评估气流受限的严重程度、肺功能下降速度和对治疗的反应。

（3）40 岁及以上的吸烟人群应该每年检查肺功能,以便早期识别慢阻肺。

7.患者做肺功能检查前需要注意什么?

（1）肺功能检查前患者应向医生说明近期使用的药物。

（2）肺功能检查前 2 小时患者不要大量进食。

（3）肺功能检查当天患者不要饮用可乐、咖啡和浓茶等饮料。

（4）肺功能检查前 1 小时禁止吸烟。

（5）肺功能检查前 30 分钟禁止剧烈运动。

8.确诊了慢阻肺,患者该怎么办?

（1）戒烟:戒烟在一定程度上可延缓甚至逆转肺通气功能的下降。

（2）进行药物治疗:支气管扩张剂、吸入性糖皮质激素等可减轻慢阻肺症状,降低慢阻肺急性加重的发生频率和严重程度,改善患者的健康状况和运动耐力。医生会根据患者慢阻肺症状的严重程度、急性加重风险、不良反应、并发症和药物成本等个体化用药。

（3）日常进行呼吸功能训练:呼气时缩唇,使气体慢慢呼出,吸气时用鼻子慢慢吸入,呼气与吸气时间之比为 2:1,使肺内残气呼出。

(4)在严重静息慢性低氧血症患者中,长期家庭氧疗可提高其生存率。

(5)一旦患者出现咳嗽、咳痰、呼吸困难的加重,应尽早去医院就诊,及时进行规范治疗,防止出现呼吸衰竭、肺性脑病等严重并发症。

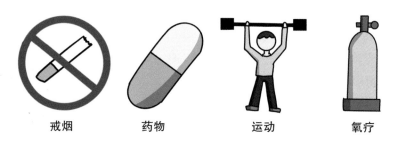

| 戒烟 | 药物 | 运动 | 氧疗 |

9.怎样判断慢阻肺是否为急性加重?

慢阻肺患者急性加重表现为呼吸困难加重,常伴有发热、喘息、胸闷、咳嗽加剧、痰量增加、痰液颜色和(或)黏度改变等症状,也可出现心悸、全身不适、失眠、嗜睡、疲乏、抑郁和意识不清等情况。

10.慢阻肺急性加重的原因有哪些?

慢阻肺急性加重可由多种因素引起,是多种因素共同作用的结果,部分患者原因不明,常见的是上呼吸道及气管、支气管的感染。吸烟、空气污染、吸入变应原、气温变化等理化因素,以及稳定期治疗不规范或中断均可导致急性加重。另外,误吸是部分患者反复急性加重的原因。

11.如何预防慢阻肺急性加重?

(1)患者应戒烟。

(2)患者应规范吸入药物,不随便停药。

(3)预防感染:戴口罩、避免过多社交接触,及时接种流感疫苗和肺炎球菌疫苗等。

12.中青年人群也会得慢阻肺吗?

会的。正常情况下,肺功能在 20~25 岁达到峰值,50 岁开始下降。20~50 岁的慢阻肺患者考虑为"中青年慢阻肺",包括在成年早期从未达到正常肺功能峰值者和(或)肺功能早期加速下降者。中青年患者的慢阻肺可能存在显著的肺结构和功能异常,由于未得到足够的重视而在诊断和治疗上延误。

13.肺气肿是慢阻肺的先兆吗?

肺气肿是一种病理诊断,不是慢阻肺,但两者存在一定的关联。它是指肺终末气管远端出现异常持久的扩张,并伴有肺泡壁和细支气管破坏而无明显的肺纤维化。如果把正常的肺泡看作小气球的话,因肺气肿而扩张的肺泡就可以看作是一个过度膨胀的气球。肺气肿患者的典型症状是劳力气促(活动后气短),也伴有咳嗽、咳痰,早期也可无症状,常见的发病因素与慢阻肺基本类似,如长期暴露在烟雾和粉尘中等。当患者的肺气肿进展并存在持续气流受限时,则可诊断为慢阻肺。

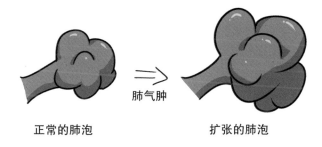

肺气肿

正常的肺泡　　　　　　　　扩张的肺泡

14.慢阻肺患者症状缓解时可以停药吗?

慢阻肺是常见的呼吸慢病,即使慢阻肺患者经过药物治疗后症状得到缓解甚至暂无症状,但气流受限仍持续存在,需继续长期规范化治疗,这样可以延缓肺功能的下降和降低急性加重的风险。

15.慢阻肺患者可以做什么运动?

慢阻肺患者需根据自己的耐受情况进行有氧运动,如进行慢跑、打太极拳、跳广场舞、做健身操、游泳等。身体比较健朗的慢阻肺患者,可以选择游泳,其在一定程度上可锻炼肺活量,并会减少对关节的压力,对患者比较有利。但是患者在进行各种运动后需注意预防感冒,防止诱发慢阻肺的急性加重。

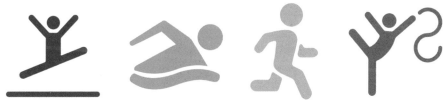

多种多样的运动方式

16.慢阻肺患者需要定期进行肺癌筛查吗?

需要。慢阻肺患者比普通人群更容易患肺癌。造成慢阻肺的危险因素(如烟草暴露等)、局部肺部慢性炎症和慢阻肺中异常的肺修复机制被认为是导致肺癌发展的潜在因素。无论是否吸烟,慢阻肺患者均有患肺癌的风险,应每年行低剂量 CT 扫描筛查肺癌。

17.吸入糖皮质激素会增加慢阻肺患者得肺癌的风险吗?

现有数据显示,吸入糖皮质激素似乎不会增加或减少患肺癌的风险。而且,吸入糖皮质激素可预防慢阻肺患者的肺癌发病。

哮喘

1.什么是支气管哮喘?

支气管哮喘俗称"哮喘",是一种气道慢性炎症性反应,患者主要表现为反复发作性的喘息、气急、呼吸困难等症状,这些症状与季节、运动等因素相关,可自行或经药物治疗后缓解。

2.哮喘有哪些分类?

哮喘的分类较多,需根据具体情况具体分析。根据其发病诱因进行分类是常用的分类方法。

(1)过敏性哮喘:临床中最常见的类型,与环境中的变应原有关。

(2)药物性哮喘:如服用阿司匹林引起哮喘。

(3)运动性哮喘:部分患者可于跑步或活动后引起哮喘。

(4)月经性哮喘:患者月经期出现哮喘,度过月经期即可好转。

(5)特应性哮喘:无法查出病因的哮喘。

3.什么是胸闷变异性哮喘?

胸闷变异性哮喘是患者以胸闷为唯一或主要的症状,部分患者可有轻微咳嗽,但无典型的喘息表现。在排除其他疾病的基础上,患者辅以肺功能检查可以明确诊断。这类哮喘患者应用一般的祛痰止咳药或抗生素治疗无效,但应用平喘药物治疗常有明显的效果。

4.什么是咳嗽变异性哮喘？

咳嗽变异性哮喘是以发作性的咳嗽为唯一或主要的症状。患者以干咳为主，多数无痰或有少许白泡沫痰，部分患者可有胸闷或者呼吸困难，但无典型的喘息表现，且咳嗽多在夜间加重。咳嗽变异性哮喘可以发生于任何年龄，儿童中多见于幼儿，较常发生于青年人以及中年女性，也可见于部分老年人。该病的发病特点是随年龄增大，患病率逐步下降。

5.哪些人群容易患有哮喘？

哮喘可在任何年龄发生，但年轻患者（40岁以下）更多见。另外，有哮喘家族史的人发生哮喘的风险会增加，有过敏症（如过敏性鼻炎、特应性皮炎）或者暴露于香烟烟雾者也更容易患哮喘。

严格来说，目前没有权威的数据来严格区分患者的男女比例。但不可忽视的是，引起哮喘的原因除了一些过敏因素外，还与内分泌、精神因素有关，而女性更为敏感，尤其是更年期后内分泌紊乱，更易诱发哮喘。

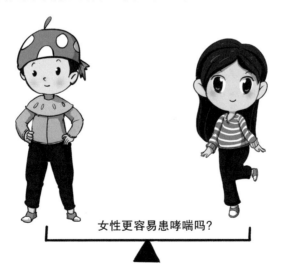

女性更容易患哮喘吗？

6.患者在什么情况下会引发哮喘？

哮喘患者的气道非常敏感，与环境中"触发因素"发生反应，会引发哮喘症状或者导致哮喘加重。常见的哮喘触发因素包括：

(1)感染(感冒、流感、鼻炎等)。

(2)接触变应原,如花粉、柳絮、霉菌、动物皮毛及尘螨等。

(3)接触刺激物,如香水、清洁剂的气味、空气污染、烟雾等。

(4)运动或过度劳累。

(5)天气(温度或湿度)的变化。

(6)强烈的情绪变化,如焦虑、大笑或哭泣、压抑等。

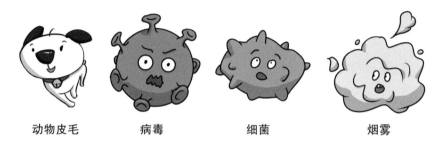

| 动物皮毛 | 病毒 | 细菌 | 烟雾 |

7.什么季节比较容易诱发哮喘?

春天由于空气潮湿,真菌、细菌繁衍极快,而这些都是常见的变应原,使得很多人出现过敏症状,易引发哮喘。另外,对于部分哮喘患者来说,每次发作可能并不是因为某种特定物质。在换季的过程中,气温的变化也会引起气道痉挛,所以每到明显的季节更替的时候,哮喘发作的患者也比较多。

8.哮喘发作时,患者会有什么表现?

哮喘患者的常见症状包括:

(1)咳嗽,尤其是夜间咳嗽更为常见。

(3)喘息,由于哮喘患者的气道被痰液堵塞,呼气时会出现高调的哨音。

(3)气短。

(4)胸闷、胸痛或胸部压迫感。

当然,并不是所有哮喘患者在相同情形下都会出现同样的症状。另外,哮喘患者可能不具备以上所有症状,或者在不同时间出现不同症状。

9.患者出现了喘息症状就一定是哮喘发作吗?

出现喘息症状的疾病有很多,如慢性支气管炎、肺水肿等,所以有喘息症状的患者不一定是支气管哮喘发作了。哮喘也可能只表现为发作性咳嗽,并不伴有喘息,就是前文提到的咳嗽变异性哮喘,故不出现喘息症状也不一定不是哮喘。

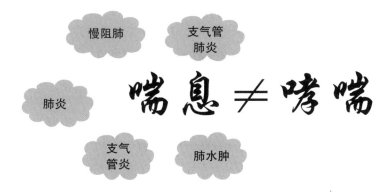

10.体检可以查出哮喘吗?

在常规体检中,如果哮喘不是处于发作期,一般不会被检查出来;如果是在发作期,医生通过询问病史,做相关肺功能的检查,是可以检查出支气管哮喘的。

11.确诊哮喘需要做哪些检查?

如果有典型的症状,通过临床症状、体格检查以及医生的问诊,可以疑诊哮喘,但尚需要进行肺通气功能检查。根据肺通气功能情况,患者再进行支气管舒张试验或者是支气管激发试验,以明确肺功能损害的可逆程度,确诊是否为哮喘。

12.养宠物和哮喘有关吗?

有关系。对于过敏体质的人来说,养宠物对身体是不利的。宠物绒毛飘在空中不易被发现,但是会诱发过敏体质的人发生过敏反应,从而引发哮喘。

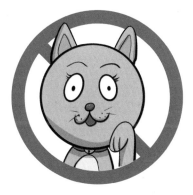

13.为什么哮喘总是在夜间发作?

哮喘在夜间发作的原因是多方面的,主要有以下几个因素:

(1)气道高反应性增强:当人处于异相睡眠期的时候,气道平滑肌的张力增加,气道内纤毛拨动使气道反应性增强而导致哮喘的发生。

(2)痰液作用于气道:人在夜间睡眠的时候,气道分泌物排泄不畅,堵塞或者刺激气道可引起哮喘发作。而且睡眠后气道处于自然或疲劳性松弛状态,痰液坠积,也可诱发哮喘。

(3)环境因素:夜间的温度相对较低,呼吸道吸入低温空气导致支气管平滑肌舒缩失调可引起哮喘。

(4)过敏因素:若枕头、被子等填充物携带的微细颗粒是患者的变应原,被吸入呼吸道后,也容易发生哮喘。

(5)激素分泌减少:人在睡眠的时候,体内肾上腺激素分泌减少,其抑制过敏递质释放的功能减弱,一旦体内过敏递质释放突然增多,就容易诱发气道过敏而导致哮喘发作。

(6)胃食管反流因素:夜间睡眠时,胃内的食物或者胃液可能反流到食管中,又因呼吸作用被误吸到气管中,引起支气管痉挛。

14.如何避免哮喘的夜间发作?

(1)夜间哮喘发作比较频繁的患者要及时就医,遵医嘱在夜间服用抗过敏药物,也可在睡前加用茶碱缓释剂控制夜间的哮喘发作。

(2)对于易过敏的患者应在白天避免接触可能的变应原,保持床上用品的清洁,勤换床单和枕套,不要使用羽绒或者蚕丝作为填充物的床上用品。

(3)采用侧卧位或者适当采用头高脚低的睡姿。

(4)防止剧烈运动,避免劳累,注意休息,保持情绪稳定和心情愉快。

(5)多饮水,保持机体有充足的水分,这样夜间呼吸道能保持一定的湿度。

15.哮喘患者能不能运动?

运动诱发性哮喘,是指在剧烈运动后发生的急性气道狭窄和气道阻力增高而诱发的哮喘。如果因为哮喘严重限制了患者的运动能力,那是由于患者的哮喘未得到良好控制,应在医生的指导下进行治疗,同时要增强抵抗力。如果患者有运动性哮喘,那么在进行一项从未接触的运动项目之前,应先咨询医生的意见。

16.有哪些治疗哮喘的药物?

根据治疗目的和作用机制的不同,治疗哮喘的药物可分为快速缓解症状类药物和长期控制炎症类药物两大类。

(1)快速缓解类药物:如沙丁胺醇、特布他林、异丙托溴铵、氨茶碱、多索茶碱、强的松、甲强龙等。

(2)长期控制类药物:①吸入激素:如布地奈德、氟替卡松等。②白三烯调节剂:如孟鲁司特钠。③长效支气管扩张剂:如沙美特罗、福莫特罗、维兰特罗等。④茶碱类:如茶碱缓释片(胶囊)。

17.哮喘急性发作时应如何进行急救处理?

(1)哮喘发作时,最关键的一步是要远离变应原。

(2)患者可坐下或半卧,或者是抱着枕头跪在床上,腰部向前倾,这样做有利于呼吸。同时,要疏散患者身边的人群,保持周围空气流通,使患者能够呼吸到新鲜的空气。

(3)及时给予患者速效的支气管扩张剂进行治疗,并拨打"120"急救电话。

(4)若家中备有氧气瓶,可快速取出氧气瓶,及时对患者进行吸氧治疗。

(5)在急救医生到来之前要密切观察患者的呼吸、意识状态等。

18.哮喘可以不治疗吗?

不可以!很多人都听说过哮喘,但是对于它缺乏科学的认知,并且没有做到规范化治疗,导致哮喘反复发作,影响肺功能,随着时间的延长,肺的组织结构也会发生变化,最终进展为不可逆的气流受限。患者发作时可以使用激素快速地缓解症状,平常的间歇期如果出现轻微的喘息症状时,一定要口服支气管扩张剂或使用喷雾,以维持疗效,并降低急性发作频率。

19.妊娠期的哮喘患者应如何管理?

患有哮喘的妇女妊娠后应该认真对待疾病,防止哮喘急性发作,以期安全度过妊娠期和分娩,具体应该采取以下措施:

(1)让孕妇及其家属了解妊娠期哮喘管理的重要性。

(2)尽量避免患者接触引发哮喘的变应原。

（3）有条件的患者可在妊娠期间每日监测呼吸峰流速值,这样可以及时发现病情变化。

（4）患者缺氧时要及时吸氧以避免胎儿宫内缺氧。

（5）避免擅自停药或减药,应在医师指导下选择安全的药物。

（6）药物治疗:尽量应用吸入途径给药,减少或避免全身用药,目前临床上常用的哮喘药物,如吸入糖皮质激素、白三烯调节剂、β_2受体激动剂、茶碱类、色甘酸钠及大多数抗组胺药对胎儿都没有很大影响;当必须全身应用糖皮质激素时,可选用甲泼尼龙、泼尼松、氢化可的松,一般不使用地塞米松。

药物治疗应权衡利弊,患者切不要因为顾虑药物可能对胎儿的影响而对哮喘的发作不加治疗,造成病情加重,出现严重缺氧,这样对孕妇和胎儿可能会带来更大的危害。

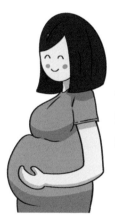

健康教育
避免接触变应原
药物治疗

20.妊娠期哮喘急性发作对胎儿有什么影响?

哮喘急性发作对胎儿的影响主要有以下两个方面:

（1）哮喘发作时孕妇出现的低氧血症对胎儿的危害:胎儿对母体的低氧血症耐受性很差,当母体血氧分压＜60 mmHg 时对胎儿就有危险。严重哮喘孕妇容易导致胎儿宫内缺氧而造成胎儿发育不良。

（2）治疗哮喘的药物对胎儿的影响:妊娠期患者如果出现严重哮喘发作,并需要全身应用大剂量糖皮质激素时,可能会导致激素依赖型胎儿,容易出现早产、羊膜早破及低体重儿;治疗哮喘的其他药物（如茶碱）超过一定的血药浓度,会使胎儿心动过速、紧张不安。

21.哮喘会留后遗症吗？

哮喘目前还是不能治愈的疾病，平时只能预防发作。当急性发作的时候，哮喘患者可出现一些急性并发症，如严重呼吸衰竭、意识障碍，甚至可能导致呼吸、心跳骤停，危及患者生命。如果哮喘未给予规范治疗，患者可能会出现病情进展，引发一些慢性并发症，如气道持续狭窄，最终导致慢阻肺、肺心病等。

22.哮喘有遗传性吗？

哮喘与遗传有一定的关系，哮喘患儿经常有家族性哮喘史，但父母如果有哮喘，其子女不一定都患有哮喘，只是更容易患哮喘，或者说得哮喘的风险会高一些。研究显示，如果父母都有哮喘，那么子女患哮喘的概率高达60%；如果父母中只有一人患有哮喘，那么子女患哮喘的概率则降至20%；如父母都没有哮喘，子女患哮喘的概率只有6%左右。这一方面说明哮喘可能与遗传有关，另一方面也不排除是因父母与子女生活在同样的环境中，而这种环境容易引发哮喘。

23.哮喘症状加重时，药物的剂量就要加倍吗？

在治疗的过程中，很多患者喜欢自行加减药量，这是不对的，尤其是激素类药物，大量使用容易出现不良反应，如满月脸、水牛背、骨质疏松等。所以，哮喘症状加重时，患者应及时就医，在医生指导下调整药物的种类和剂量。

24.哮喘患者坚持用药后就不需要再去检查肺功能了吗？

不行。反复发作的哮喘，会损害肺部结构，降低肺功能，需要进行监测，明确肺功能的严重程度和下降速度，从而指导临床治疗。

25.长期吸入激素安全吗？

用来治疗哮喘的吸入性糖皮质激素被认为是安全的，哮喘患者可以长期使用。随着吸入装置的改进，即便少量被咽下进入消化道，也可以从体内排出，不会造成严重不良反应。吸入激素的不良反应轻微，主要是一些局部反应，如声音嘶哑、口咽部念珠菌感染。这些不良反应可以通过使用储雾罐和用药后漱口避免。

26.哮喘药物有成瘾性吗？

没有。长期规律地使用控制药物可以使哮喘患者更早、更快、更多地达到控制。当达到哮喘控制后，患者所需要的哮喘药物有可能会减少或减量，有的患者还可能停药。

27.什么是特异性免疫治疗？

特异性免疫治疗又称"脱敏治疗"，是通过注射或其他途径让患者反复接触会令其过敏的变应原，以提高患者对此类变应原的耐受性，当再次接触时不再产生过敏现象。临床上一般选用常见的变应原（如尘螨、花粉等），治疗前先通过变应原皮试或体外特异性 IgE 的测定，确定患者对该变应原过敏，常用的给药途径是皮下注射，也有口服和舌下含服。一般先从最低剂量开始，逐步增加到维持量。整个疗程分剂量增加阶段和维持治疗阶段，需要治疗 2～5 年。特异性免疫治疗一定要选择标准化的疫苗，以增加疗效，减少不良反应。

28.哮喘患者在饮食上需要注意什么？

哮喘患者多为过敏体质，饮食宜清淡且有营养，忌肥甘厚腻，避免吃刺激性食物，戒烟酒。对于一些容易造成过敏的食物如海鲜，或者从来没有尝试过的食物，则要提高警惕。

（董亮　张锦涛）

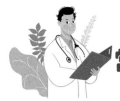

常见的呼吸道感染疾病

感冒

1.什么是普通感冒?

几乎每个人都得过感冒,有的人甚至一年感冒好几次,那么什么是感冒呢?感冒实际上就是大家最常说的呼吸道感染,俗称"伤风",患者大多会有鼻塞、流涕、打喷嚏、咽痛等症状,有时候还会伴有发热、头痛、肠胃不适等。能够引起感冒的病毒多达 100 种,其中最常见的就是鼻病毒,除此以外,冠状病毒、副流感病毒、呼吸道合胞病毒等也可以引起感冒。感冒不分季节,但是冬季、春季是感冒的高发期,需要格外注意防护。

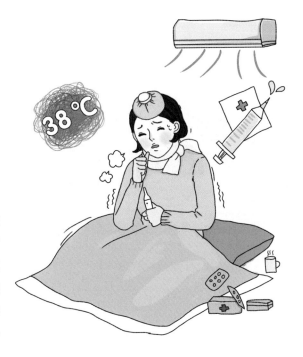

2.如何治疗普通感冒?

普通感冒具有自限性,那什么是自限性呢?简单来讲就是,感冒的症状会持续一周左右,之后便可以自愈。正因感冒可以自愈以及致病病毒的多样性,医学上并没有专门针对感冒的药物,而是以对症处理为主。保证睡眠休息、补充维生素 C、多饮水及应用减轻鼻黏膜充血水肿的药物是应对感冒的有效方法。但是,在日常生活中,患者为了快点好起来而滥用抗生素的情况比较严重。其实抗生素只针对细菌感染,对病毒并没有作用,不适当地服用反而会带来不良反应。那么什么时候才可以用抗生素呢?只有合并细菌感染后才可以应用抗生素,至于应用的时机、品种和疗程还应该咨询专业的医生。

传统中医对于感冒有着自己独到的见解和治疗方法。常见的板蓝根、大青叶、柴胡、金银花、连翘等都能用来治疗感冒,通过"望、闻、问、切"还能实现个体化精准用药。但要注意的是,虽然清热解毒的药物应用特别广泛,但其实并不是所有的感冒都适合应用清热解毒的药物。中医将感冒分为风寒感冒、风热感冒、暑湿感冒,每种感冒的病因、症状不同,治疗方法也不同,还是要咨询医生后对症下药。

感冒了饮食上要注意什么?

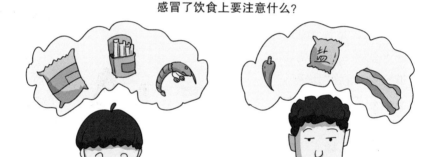

儿童建议不要吃零食、方便面、虾等食物　　成人避免吃辛辣、太油、太咸的食物

3.普通感冒有危险吗?

如果单纯地认为普通感冒没有危险,那就太小看它了。感冒虽有自限性,本身也可自愈,但一旦合并细菌感染,可导致病情迁延、加重,还可引起并发症,严重者甚至危及生命。

普通感冒后呼吸道局部黏膜屏障会受损,对于免疫力低的人,细菌很容易乘虚而入,一旦合并细菌感染,可能导致鼻窦炎、化脓性扁桃体炎,还会累及附近的器官引起中耳炎,感染向下蔓延则会引起支气管炎甚至肺炎。所以,如患者出现了脓性鼻涕、耳痛、听力下降、高烧延续不退等情况,一定要去医院进行进一步检查,以明确是否出现了合并细菌感染。同时,引起普通感冒的病原体还可以侵犯其他重要脏器(如心脏、肾脏等),使患者并发心肌炎、肾小球肾炎等,并引起心慌、乏力、心律失常、血尿、水肿、高血压等症状。部分患者出现这些症状后预后较差,所以一定要及时甄别、及时治疗。

因此,普通感冒虽是小病,但有时也会导致严重后果,甚至危及生命,尤其是儿童和中老年人群,不可掉以轻心,需要积极防治。

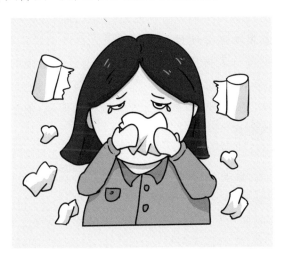

4.为什么会反复感冒?

每到固定季节,或者天气变化频繁时,大家就会有感冒的风险,甚至会反复感冒,那么为什么讨厌的感冒会反复上演呢? 其实,引起感冒的病毒就在身边的空气中,潜伏在正常的呼吸道里,当人体的免疫力下降时,病毒就会"作怪"。有些疾病如麻疹等,一旦感染后就会获得终身免疫,也就是说感染过麻疹病毒的患者,再接触到麻疹病毒时,就不会重复感染了。可是感冒就不一样了,上百种病毒都可以引起感冒,患者每次接触的可能是不同的病毒,而且这些病毒还很"聪明",会不断变化,以往在体内形成的抗体,便不会再起作用了。所以,感冒就会反反复复发生。目前,通过注射疫苗来达到完全预防感冒的目的是不可能的。所以,大家需要日常做好防护来预防感冒。

5.流感与普通感冒有什么区别?

当出现咳嗽、流鼻涕等症状时,很多人会说自己得了流感,其实并不然,流感和感冒可不一样。流感的全称是"流行性感冒",虽然和普通感冒名字听起来很像,但它们是完全不同的两种疾病。

首先,两者的致病微生物不同。引起感冒的病原体有包括鼻病毒、冠状病毒、副流感病毒在内的上百种病毒,而流感则是由流感病毒引起的。流感病毒是单一的一种病毒,只是这种病毒也不简单,同样会"千变万化"。流感病毒分为甲、乙、丙三型,病毒表面有血凝素突起和神经氨酸酶突起,据此还会分出不同亚型,是引起季节性流感的罪魁祸首。

其次,两者的流行特征不同。普通感冒可在任何时间发病,但秋冬季节因为寒冷、干燥等因素发病率会明显升高。健康人群可携带病毒,患者的飞沫等亦可传播,因此会使部分人群反复发病,偶尔会造成小范围的流行。而流感是一种急性呼吸道传染病,通过气溶胶传播,患者和携带者均可作为传染源,是我国法定传染病之一。历史上曾有数次全球大流行的流感,流行期间数十万人患病,死亡人数也令人震撼。

最后,两者的临床表现不一样。普通感冒患者以上呼吸道局部症状为主,如鼻塞、流鼻涕、打喷嚏等,全身症状相对较轻。而流感则不同,患者以全身症状为主,如急起高热、头痛、肌痛、全身不适,体温可达 39～40 ℃,常伴有咽喉痛、干咳、鼻塞、流涕、胸骨后不适、颜面潮红、眼结膜充血等。所以,大家一定要注意区分这两种疾病,并对症用药!

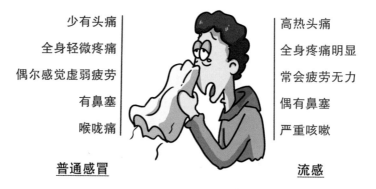

普通感冒	流感
少有头痛	高热头痛
全身轻微疼痛	全身疼痛明显
偶尔感觉虚弱疲劳	常会疲劳无力
有鼻塞	偶有鼻塞
喉咙痛	严重咳嗽

6.如何治疗流行性感冒?

当大家感冒的时候,一般会服用感冒药或者进行输液,那么如何能更有效地治疗流行性感冒呢?

流行性感冒的病毒相对单一,科学家已经研究出了抗流感病毒的药物,临床使用证实疗效确切,目前常用的有奥司他韦、扎那米韦、阿比多尔、玛巴洛沙韦等。患者一旦确诊流感应尽早服用,以起到控制症状、缩短排毒时间、减少传播的作用。不过,需要注意的是,这些药物需在医生的指导下使用,患者必须要注意用药的安全,保护好自己的身体。

7.如何预防感冒?

普通感冒并没有很有效的抗病毒药物和能获得持久免疫的疫苗,那如何预防呢?这还是要从良好的生活习惯入手,只有增强自身免疫力,才能减小中招的概率。增强免疫力的方法有很多,包括良好的作息习惯、饮食习惯、情绪调节能力等,如早睡早起、适当锻炼。保持室内通风和手部卫生也是比较有效的预防手段。大家还要注意根据季节增减衣物,少量多次饮水保证呼吸道湿润,这些都可以有效避免病毒入侵。在饮食方面,要保持营养均衡,荤素搭配,摄入丰富的维生素,并远离烟酒。情绪对于免疫力的影响也不可忽视,保持健康积极的情绪对免疫力的调节有非常重要的作用,乐观积极的情绪还有助于培养良好的生活习惯。

对于流感,由于其病毒相对单一,可每年注射疫苗进行预防,建议儿童、年老体弱、有基础疾病的患者定期接种流感疫苗。

以上这些小建议都可以有效地预防感冒,让大家免受感冒侵扰!

肺炎

1.什么是肺炎?

肺炎主要是指因各种病原微生物侵入人体呼吸系统,包括气管、支气管、段叶支气管、肺泡等结构后,导致肺部出现的炎症,是呼吸系统的多发病、常见病,尤其好发于春、冬季节。

因肺炎患者的症状常表现得非常严重,所以经常使大家"惊慌失措"。肺炎可以发生在任何年龄段

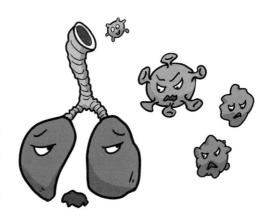

病毒趁虚而入

的人群中。相较于正常的成年人，年幼、年长以及患有免疫缺陷症或免疫系统比较差的人是肺炎的高危人群，所以记得要叮嘱家里的老人和孩子注意预防，不要被肺炎"偷袭"。

肺炎根据病情程度，可分为普通肺炎和重症肺炎。大多数肺炎属于普通肺炎，由于病原菌不同，肺炎的症状、体征、预后也不同。青壮年人群常患有大叶性肺炎，多由于肺炎球菌感染导致，多数患者得病前有受冷、淋雨、过度劳累等情况。大叶性肺炎一般预后良好，所以患者不用太过担心。而重症肺炎就需要患者提高警惕了，特别是老年人群和机体免疫功能低下的患者（如进行肿瘤放疗或化疗的患者、接受过移植治疗的患者等）。重症肺炎可能进展迅速，造成患者呼吸衰竭，严重者需要使用呼吸机进行抢救治疗。不过，只要大家在日常生活中做好防护，强身健体，就能免受病毒侵扰。

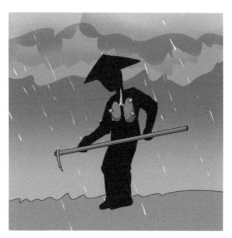

过度劳累、淋雨可能诱发肺炎

2.肺炎一定会发热吗?

好多患者会有疑问，为什么明明自己不发热，却被诊断为肺炎？其实，肺炎有很多种，如病毒性肺炎、细菌性肺炎、过敏性肺炎、药物性肺炎、免疫性肺炎、放射性肺炎等，常见的是病毒性肺炎和细菌性肺炎。细菌和病毒引起的感染性肺炎大多数有发热、咳嗽、咳痰、胸痛、气短等症状，严重者还可出现呼吸困难、憋气，甚至出现神志不清、血压下降等休克表现。

肺炎的表现可以多种多样，患者因肺炎的部位、范围以及自身状况不同，而表现出不同症状。若感染引起的肺炎病变面积小，造成的症状就会比较轻微，患者仅表现为咳嗽、咳痰而无发热；也有患者因为肺炎病灶靠近肺周边，临近胸膜，会刺激胸膜导致胸痛；而非感染性肺炎患者发热的可能性就更小了。了解了以上知识，大家就会明白得了肺炎也不一定会发热。

3.发热就一定是肺炎吗？

与上个问题相反，也有患者会问："我发热了，是不是得了肺炎？"其实引起发热的病因有很多，如感染，全身各个系统的感染都可以引起发热，常见的有尿路感染、颅脑感染、腹部感染、心脏内膜感染等；当然也有非感染的病因，如风湿病、红斑狼疮、白血病、甲状腺炎等。所以，不能一概而论。有的人发热是肺炎的缘故，但也有很多人发热可能是因其他疾病引起的。因此，发热了不一定是得了肺炎，患者也不能随便乱吃药，特别是消炎药，若持续发热 3 天以上，需要及时去医院就诊，排查发热的原因。

4.肺炎为什么会引起胸痛？

肺炎会有许多症状，有人发热，有人咳嗽、咳痰，有人憋气、气短，还有人会胸痛。那为什么会出现胸痛呢？其实，人体的肺部除胸膜以外，是不存在痛觉神经的，所以大多数肺炎是不会引起胸痛的。不过，如前文所述，肺炎如果临近胸膜，其伴发的炎症会刺激到胸膜上的痛觉神经，引起疼痛。这种疼痛有一个很典型的特点，就是与呼吸相关，常常在患者深呼吸时出现，称为呼吸相关的疼痛。

那如果出现胸痛，就一定是肺炎吗？这当然也不一定。若病变部位在胸膜附近，刺激到了胸膜，就会引起疼痛。所以，肺里任何性质的病变，包括炎症、结核、肿瘤等，只要累及胸膜，就会引起疼痛。因此，若患者平时出现这样的疼痛，也不可大意，必要时要去呼吸科或感染科就诊。当然，能够引起胸痛的病变，还包括冠心病、心肌梗死、带状疱疹、肺血管栓塞等，患者在疼痛不能有效缓解的情况下，应及时去医院就诊排查病因。

5.肺炎患者必须住院吗？

如果患者的肺炎症状比较轻，可以通过口服药物进行治疗，则无须住院；但如果肺炎患者的症状比较严重，则需要通过吸氧、输液等方式进行治疗，就应及时住院。总之，患者需不需要住院，由病情轻重程度决定。在治疗过程中，患者需严格按医嘱用药，以免擅自停药导致病情反复。

6.肺炎患者在治疗期间有哪些注意事项？

肺炎患者在治疗期间,饮食应尽量清淡,并注意多饮水、多休息、不熬夜。成人肺炎没有必须禁忌的食物,但最好避免食用辛辣、刺激性强的食物,也要避免吃太咸、太油腻的食物,这些对患者的消化系统及康复都是不利的。

支气管扩张

1.什么是支气管扩张？

支气管扩张是由各种病因引起的反复发生的化脓性感染,会导致中小支气管反复损伤和(或)阻塞,致使支气管壁结构破坏引起支气管异常和持久性扩张,患者会有咳嗽、咳痰、咯血等症状。

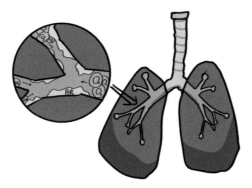

支气管炎反复损伤和堵塞

2.支气管扩张患者会有哪些表现？

得了支气管扩张会有什么症状？患者会不会有生命危险？接下来就给大家介绍一些支气管扩张患者的常见表现:

(1)咳嗽:慢性咳嗽、咳大量脓痰是最常见的症状,每天痰量可达数百毫升,若有厌氧菌混合感染则有臭味;无明显诱因者常隐匿起病、无症状,或仅轻微咳嗽;病变累及范围广者或肺功能障碍者可有呼吸困难。

(2)咯血:多数患者会有反复咯血的情况,咯血量不等,可为痰中带血或少量咯血,亦可表现为大咯血;干性支气管扩张以咯血为唯一表现。另外,患者出现咯血通常与感染加重有关。

(3)反复肺部感染:因扩张的支气管发生扭曲、变形,痰引流不畅,常反复加重或于同一肺段反复发生肺炎,患者表现为咳嗽、咳痰加重或咯血,或伴发热、胸痛,尤其是铜绿假单胞菌长期定植者。

(4)其他:若出现慢性缺氧、肺心病者可有口唇、指(趾)甲发紫以及杵状指(趾)等。反复的呼吸道感染还会引起肺炎、肺脓肿、脓胸、脓气胸、肺源性心脏病、呼吸衰竭、肺动脉高压等疾病。

3.支气管扩张稳定期的患者需要注意哪些问题?

(1)自主进行气道廓清:拍背或体位引流、胸部叩击振动促进痰液排出,保持呼吸道通畅,促进痰液排出。

(2)增加抵抗力:适当进行日常生活锻炼,增强体质,预防感冒及呼吸道感染。患者可通过运动锻炼、腹式呼吸、缩唇呼吸、吹气球和唱歌等方式进行肺康复训练。

(3)注意天气变化:冬春季节,天气变换较快,注意防寒保暖,避免感冒;寒冷的冬天尽量避免外出。

(4)接种流感疫苗:包括肺炎疫苗,以预防季节传染病。

(5)养成良好的生活习惯:一定要戒烟、戒酒,避免刺激性气体吸入。另外,患者要避免接触烟雾和粉尘,它们可加重肺损害,导致气管扩张症加重。

(6)合理饮食:加强营养,避免辛辣刺激、含高糖分的饮食。

(7)使用增加免疫力的药物:包括免疫增强剂,或在医生指导下进行中药调理。

除上文所述外,慢性支气管扩张患者一定要注意,如反复咯血,可口服一些止血药物,一定要进行有效的止血,以免因为出血量多而危及生命。若患者支气管扩张范围小,可咨询医生后进行手术切除。

肺部的真菌感染

1.真菌会感染肺部吗?

在生活中大家常见的是细菌感染,那真菌呢?肺部会不会有真菌感染?答案是会的,肺真菌病是由真菌引起的肺部疾病,主要指肺和支气管的真菌性炎症或相关病变。

真菌性肺炎(或支气管炎)是指真菌感染而引起的以肺部(或支气管)炎症为主的疾病,是肺部真菌病的一种类型。真菌直接侵犯肺或支气管引起急、慢性组织病理损害,可能会扩散和累及肺外脏器,甚至发生真菌血症。

2.哪些人容易被真菌感染?

真菌感染会"偷袭"哪些人呢? 一般情况下,只有当机体免疫力下降或者受到抑制时,才容易发生真菌性肺炎。临床上,以下人群容易患真菌性肺炎:

(1)有慢性基础疾病的患者,如肺结核、糖尿病、重度营养不良、恶性肿瘤、烧伤患者。

(2)长期使用广谱抗生素,导致体内菌群失调者。

(3)患有自身免疫性疾病需要使用免疫抑制剂的人群。

(4)接受过放疗、化疗、器官移植的患者,艾滋病患者,需要长期口服抗排异药的患者,上述人群免疫功能低下,容易出现真菌性肺炎。

(5)长期使用糖皮质激素者,如风湿免疫性疾病患者。

(6)某些有高浓度真菌孢子职业接触者,如考古工作者、农民、酿酒师以及家里饲养禽类和工作中接触鸟类(如禽类)者等。

(7)老年人群或长期居住在潮湿、发霉环境者。

3.真菌有哪些种类?

真菌的种类可太多了,常见会感染肺部的真菌有念珠菌和曲霉菌。

(1)肺念珠菌病

1)支气管炎型:症状较轻,患者表现为咳嗽、咳少量白黏痰或脓痰。

2)肺炎型:临床症状取决于发病过程(原发性或继发性)、患者的身体状况和肺炎的范围等,患者多有咳嗽,痰少而黏稠或呈黏液胶质样或痰中带血,痰不易咳出,伴呼吸困难、胸痛等呼吸道症状。患者的全身症状有畏寒、发热、心动过速,甚至出现低血压、休克和呼吸衰竭等症状;部分患者口咽部可见鹅口疮或散在白膜,重症患者出现口唇发绀,肺部可闻及干(湿)性啰音。

3)过敏型:类似过敏性鼻炎或哮喘。

肺念珠菌病患者临床表现没有特征性,经积极的抗菌治疗后症状仍不见好转的患者,存在真菌病危险因素以及出现呼吸道症状怀疑念珠菌脓毒症的患者,则应考虑到肺念珠菌病的可能,应做进一步检查。

（2）曲霉菌感染

1）肺曲霉球：患者可以没有症状，往往有肺结核等基础病，最常见或唯一的症状为咯血，从少量到大量不等；也可有慢性咳嗽，偶有体重减轻，取决于基础疾病及其感染范围和部位。

2）过敏型：患者在急性发作期伴有顽固性喘息、发热、咳嗽，咳黏稠或脓性痰，可见棕黄色痰栓或带血；慢性期患者表现为肺纤维化和支气管扩张。外源性过敏性肺泡炎多见于酿造工人和农民，多在吸入曲霉抗原后 4～6 小时发病，患者表现为寒战、发热、咳嗽、气促、乏力和全身不适等。慢性期患者全身症状消退，而呈现缓慢进展的肺间质病变，有咳嗽、气急等表现。曲霉所致哮喘与其他原因的哮喘在临床上无法区别。

3）侵袭性：多见于粒细胞缺乏或存在其他各种高危因素的患者，急性侵袭性肺曲霉病临床呈急性肺炎症状，可以迅速进展至呼吸衰竭，咯血可以是本病不同于一般细菌性肺炎的有诊断参考价值的症状，约 30% 的患者可有肺外器官受累，主要见于血流丰富的器官（如心、肝、肾、脑、胃肠等）。

肺结核

1.什么是肺结核？

肺结核俗称"痨病"，是一种严重危害人类健康的慢性呼吸道传染病。它是由一种名为结核杆菌的病菌侵入肺部，引起肺组织、气管、支气管、胸膜的结核，从而导致疾病。肺结核主要通过患者咳嗽、打喷嚏或大声说话时喷出的飞沫传播给他人。患肺结核后如果不能得到及时、彻底的治疗，会对自身健康造成严重威胁，而且还可能传染给其他人。直到今天，肺结核依然是全球死亡人数最多的一种传染病。

2.哪些人容易得肺结核？

影响人体对结核杆菌自然抵抗力的因素较多，除遗传因素外，以下人群均容易被肺结核患者传染：

（1）营养不良的人。

（2）患有其他基础疾病的人，如糖尿病、艾滋病患者等。

（3）因某种原因，长期服用激素，而使体内免疫功能被抑制的人。

（4）精神处于抑郁状态,导致免疫平衡失调的人。

（5）长期处于疲劳状态的人。

（6）吸烟的人,由于吸烟刺激了气管、支气管,使其抵抗力大大下降。

（7）生活无规律的人,如饮食无饥饱、营养不良、烟酒过度、生活起居紊乱、工作不注意劳逸结合、不注意卫生者。

（8）与结核病患者密切接触,但不注意个人防护的人。

3.肺结核患者有哪些表现?

肺结核常常是悄无声息地到来,部分患者在患病的早期,没有明显症状,或者仅为轻微的咳嗽、咳痰,对工作生活并不会造成明显影响。部分患者的表现与一些常见的上呼吸道感染相似,患者很容易误以为自己患了感冒,从而忽视治疗,甚至有部分患者在就医前一直吃感冒药。我们总结了以下肺结核的可能症状,大家要提高警惕哦:

（1）咳嗽:是肺结核最常见的症状,如果咳嗽时间大于 3 周,就应去医院好好检查,以判断是否患了肺结核。

（2）咳痰:病症初期咳痰不明显,或者有少量的白色泡沫痰,但随着病情加重,痰量就会增加,有其他细菌感染时痰量会更多,且可出现黄脓样痰,长期咳痰的患者需要做痰结核菌相关检查,排除结核。

（3）胸痛:当肺部病变波及胸膜时,会引起结核性胸膜炎并出现胸痛症状,如果胸水量多的话会出现呼吸困难。

（4）咯血:当发现痰中带血丝或血块,甚至满口鲜血等情况时,需去医院就诊,以排查是否为肺结核。

（5）低热:发热是肺结核的重要症状,特点是长期的低热,这种低热一般在午后、傍晚及夜间出现,且持续的时间长。发热时,患者可出现厌倦、全身不适和疲劳的感觉,有的人脸颊部会轻度发红,休息后体温也不能恢复正常。

（6）盗汗:指在睡觉后头部、腋窝、胸部出汗,轻者只有一点汗珠,重者能全身被汗浸湿,这也是肺结核一个特异的症状。如果患者晚上盗汗严重,第二天又浑身没有力气,要及早到结核病定点医院进行检查。

（7）食欲下降、消瘦:肺结核可能引起消化系统的不适,导致恶心、腹胀和食欲下降,也就是不愿意吃饭,这些会造成患者营养不良,免疫力下降。

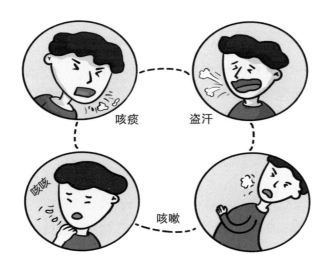

咳痰　盗汗

咳嗽

4.如何早期发现肺结核?

有些肺结核患者早期没有明显的症状,往往在健康体检中发现。因此,要早期发现肺结核,首先要提高自身的保健意识。如果大家有咳嗽、咳痰超过3周等可疑症状,应该及时到医院就诊,做一些必要的辅助检查,如胸片、痰涂片检查、结核菌素试验等,以便尽快明确诊断。

5.结核是如何传播的?

肺结核有两条传播途径:飞沫传播和消化道传播。

(1)飞沫传播大家都比较熟悉,结核菌由排菌的结核患者通过咳嗽、打喷嚏、谈话排出的分泌物和飞沫传播,被易感者吸入后致病。

(2)消化道传播比较罕见,是易感者直接吞下大量结核杆菌时导致肠道感染。一般是喝了患有结核病的牛产下的奶,或是有肺结核患者咽下自己的痰时造成的。

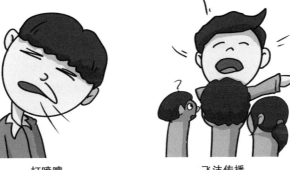

打喷嚏　飞沫传播

6.肺结核是不治之症吗?

肺结核是不治之症的阴影,曾长期笼罩在人们心头。曾经的人们害怕肺结核就像现在人们害怕癌症一样。而现如今,抗结核治疗药物疗效确切,只要能够提高对结核病的认识,及时发现、正规治疗,治疗效果会非常显著。结核病,这一危害人类健康数千年之久的古老疾病已经变成"防有措施、治有办法"的普通疾病了,大部分患者都可以被治愈。

7.如何治疗肺结核?

结核病是可以预防、可以治疗的疾病。对于结核病的治疗一定要早期、足量、规范、联合用药。患者还应注重自身的健康教育和心理教育。彻底治愈新发传染性肺结核,一般需要服药 6~8 个月,耐药肺结核治疗全程为 18~24 个月,中途不能漏服和间断服药。只要坚持正规治疗,绝大多数肺结核患者是可以治愈的。肺结核患者如果不规范治疗,容易产生耐药肺结核。若患者一旦耐药,则治愈率低、治疗费用高、对社会危害大。

8.肺结核患者生活中需要注意什么?

(1)患者得了肺结核后应前往结核防治专门机构或找专科医生,及时进行正规抗结核治疗。

(2)患者一定要树立战胜疾病的信心,积极与医生沟通,了解医生制定的抗结核方案,明确药物品种、服药时间、疗程长短,并按时接受医生随访。

(3)患者在整个治疗过程中要按时、自觉服药,接受结核病防治医生的督导,在家中也要接受家属的监督;根据医生的安排,定时进行痰菌检查、胸片复查,随时随地让医生了解治疗效果,以进一步调整治疗方案。

(4)患者应注意个人的防护,不要对着人咳嗽,更不能对着孩子咳嗽,平时尽量少去公共场所,外出时应自觉戴好口罩,不随地吐痰。

(5)患者应保持室内通风,自己的衣被等物品应清洗后在日光下暴晒 2~4 小时,有条件时应对室内空气进行消毒(可用紫外线灯照射)。

(6)患者应注意加强营养,进行适当锻炼,增强体质,并戒烟、戒酒。

9.如何预防肺结核?

(1)增强自身免疫力:打铁还需自身硬!肺结核容易感染抵抗力弱的人群,

可以通过均衡饮食、日常锻炼增强自身体质来预防感染。

（2）养成良好的卫生习惯：注意居住场所的通风和环境卫生，注意多休息，并进行适当运动。

（3）去人群密集且不通风的场所时应注意做好防护，并定期消毒生活用品，尽量在疾病高发季节（春秋季）减少外出。

（4）肺结核患者的家属及密切接触者应及早接受结核病的检查，对有呼吸道症状的患者要进行常规的影像检查和结核菌素试验。

（5）接种卡介苗：疫苗接种后，人体会产生相应的抗体，能够有效对抗结核病毒。接种卡介苗对于预防及控制儿童结核病，特别是对预防和控制结核性脑膜炎和粟粒性肺结核有重要意义。

10.得了肺结核，会不会发展成肺癌？

一般不会。不过，有的结核病好了之后会留下陈旧性病灶，存在恶性病变的可能，如瘢痕癌，但这种可能性很低。建议肺上有陈旧性结核病灶的患者，即使痊愈了，每年也要定期进行胸部 CT 复查，以便观察病灶的变化。

11.怎样判断肺结核有没有复发？

首先，患者可以去医院做一下影像学检查，如肺部 X 线片或者是 CT 片，与之前拍的胸片做一个对比，若有新的结核病灶则考虑复发。其次，患者可以做一下痰涂片或者是痰菌的培养。痰中出现结核杆菌是判断肺结核复发的"金标准"。肺结核复发之后会出现相应的呼吸系统症状，如咳嗽、咳痰、痰中带血等。

微生物检测

1.呼吸道感染时应做什么检查以明确致病菌？

当患者有呼吸道感染的症状时，要怎样知道是什么病原微生物引起的呢？关于这个问题可以通过以下方法明确：

（1）涂片：通过革兰染色、抗酸染色、墨汁染色等，可初步判断致病菌是革兰阳性菌、革兰阴性菌，还是真菌或分枝杆菌。

（2）培养：是病原体诊断的"金标准"，包括细菌、真菌、分枝杆菌培养等，培养出的病原菌可进一步进行药敏试验。但有些病原体培养在临床难以开展（如病毒)或检测周期较长(如分枝杆菌培养需要 2～4 周)。

(3)聚合酶链反应(PCR)方法:检测病原体核酸(包括流感病毒、呼吸道合胞病毒、肺炎支原体、结核分枝杆菌等),主要针对临床难以培养或培养周期较长的病原体。

(4)免疫学方法:利用抗原、抗体特异性结合的原理检测病原体的抗原或抗体,临床上主要用该种方法检测呼吸道感染常见的病毒(如流感病毒、腺病毒等)。

除以上方法外,对于病原体难以明确的重症感染患者可考虑使用宏基因组测序(mNGS)。

2.哪些微生物会造成肺部感染?

造成肺部感染的常见病原体主要有四种:

(1)细菌:常见的有肺炎链球菌、金黄色葡萄球菌、大肠埃希菌、肺炎克雷伯菌、铜绿假单胞菌、鲍曼不动杆菌等。

(2)病毒:如流感病毒、呼吸道合胞病毒、腺病毒等。

(3)真菌:如假丝酵母菌、曲霉菌、新型隐球菌等。

(4)非典型病原体:如结核分枝杆菌、肺炎支原体等。

3.呼吸道感染患者为什么要做痰培养?

痰液是呼吸道标本中较易获取的标本,且培养技术成熟,一份合格的痰标本进行培养能够检出呼吸道感染常见的致病菌,并可进一步行药敏试验,指导临床抗生素的合理应用,找出切实有效的药物对抗病毒和细菌。

4.为什么要反复做痰液检查?

首先,如果痰标本留取不合格,就容易出现假阴性或假阳性的结果,反复送检能避免不合格标本造成的假阴性或假阳性。其次,痰液标本的获取容易受到污染、定植菌等因素的影响,通过重复送检可以排除定植菌或污染菌的干扰,帮助找到真正的致病菌。再次,有些病原体(如分枝杆菌)通过反复送检才更容易找到。最后,有些病原菌抗生素敏感性会发生变化,重复送检可帮助临床医生有针对性地进行抗生素选择。

(于翠香　刘波　陈方方　王超　亓倩　徐家蔚)

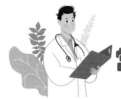

常见的过敏性疾病

1.什么是过敏？

经常有患者在就医时问："医生，我是过敏了吗？"那究竟什么是过敏呢？

过敏是人体对某些食物、接触物或空气中的天然无害物质产生了一种特别强烈的免疫反应。免疫系统是人体的安全卫士，时时刻刻帮助大家抵抗细菌和病毒的入侵，但它并不是越强越好。过敏是人体免疫系统出现了问题，导致对某些成分产生了过度反应。

2.过敏是怎样产生的？

过敏反应有两个步骤，首先变应原通过口服、吸入、接触、注入或叮咬等各种途径进入体内致敏，让身体警惕起来。然后，等变应原再次进入体内时过敏反应就会发生了。在致敏的过程中，体内会产生一种特殊的免疫球蛋白 E，称为特异性 IgE。在临床诊疗中，大多数查找变应原的过程就是通过直接或间接的方法寻找体内是否存在特异性 IgE 的过程。

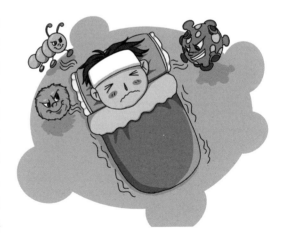

3.常见的变应原有哪些？

生活中有诸多变应原，对于过敏体质者可谓是防不胜防，那常见的变应原到底有哪些呢？

在临床诊疗中,将常见的变应原根据其进入人体内的方式和途径分为四大类:

(1)吸入性变应原:如花粉、柳絮、粉尘、尘螨、动物皮屑、油烟、香烟以及汽车尾气等。

(2)食入性变应原:如牛奶、小麦、鸡蛋、鱼、虾、海鲜、牛羊肉、动物脂肪、异体蛋白、酒精、抗生素等。

(3)接触性变应原:如冷热空气、紫外线、化妆品、洗发水、金属饰品、细菌、霉菌、真菌、病毒、寄生虫等。

(4)注入性变应原:如注射的青霉素、异种血清以及其他药物,蚊虫叮咬等。

此外,精神刺激、工作压力大也会引发过敏。

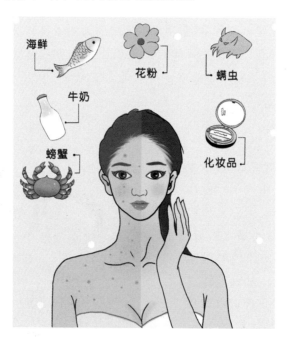

4.有哪些常见的过敏性疾病和表现?

起病迅速的过敏性疾病比较常见,其主要类型有皮肤过敏、呼吸道过敏、消化道过敏及过敏性休克等。在生活中,过敏的发生率并不低,那出现什么症状时,需要考虑自己已经发生过敏了呢?

(1)常见的皮肤过敏性疾病及表现:常见的皮肤过敏性疾病有湿疹、急性荨麻疹、接触性皮炎、药物性皮炎或者其他的过敏状态,患者可表现为红斑、丘疹、丘疱疹,也可表现为水疱,还可表现为皮肤上片状、条块状隆起(风团样损害),常伴有瘙痒。

(2)常见的呼吸道过敏性疾病及表现:常见的呼吸道过敏性疾病有过敏性鼻炎、过敏性哮喘和嗜酸性粒细胞性支气管炎。

1)过敏性鼻炎患者主要表现为鼻塞、打喷嚏、流清涕、鼻痒,常两个症状同时出现,每日持续时间超过 1 小时。如果患者有明确变应原,可诊断过敏性鼻炎,但由于部分医院可以检测的变应原项目较少,可能存在检测不到变应原的情况。

2)过敏性哮喘主要表现为喘息、咳嗽、气促、胸闷。喘息指患者呼吸时带有吹哨声音,而咳嗽通常为干咳,伴无痰或少痰。以上四个症状可以组合出现,也可单独出现,并且在疾病的不同阶段可以出现不同症状。患者的症状呈阵发性,在发作间期可以完全正常,而急性发作时以夜间发作为主,且多由外界因素(如微生物感染、花粉、尘螨、有害气体等变应原)诱发,这也是过敏性哮喘的症状特点。

3)嗜酸性粒细胞性支气管炎也叫"非哮喘性嗜酸性粒细胞性支气管炎",这些患者通常因咳嗽就诊,并且以阵发性干咳为主要表现。因此,如果患者出现了呼吸道过敏的症状,需要完善相关检查以进一步明确病因。

(3)常见的胃肠道过敏性疾病及表现:当患者进食某种食物或食品添加剂发生过敏性胃肠炎时,会出现一系列消化道症状。

1)胃部症状:胃痛、胃胀、恶心、呕吐、反酸、打嗝。

2)肠道症状:腹痛、腹胀、腹泻、便秘、肠鸣、排气增多、大便黏腻、梗阻等。

除胃肠道症状外,还可伴有头痛、乏力、鼻炎、结膜炎、血管神经性水肿、湿疹、过敏性哮喘、面部皮肤过敏等全身性症状。

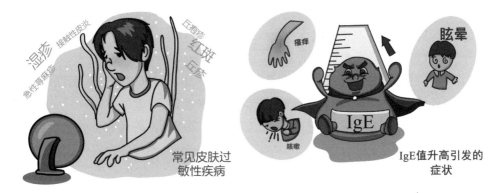

常见皮肤过敏性疾病

IgE值升高引发的症状

5.发生严重过敏时应该怎么办?

重症哮喘和重症药疹患者如果不及时治疗,可能会有生命危险。更为严重的是像食物过敏、药物过敏引起的全身过敏反应,其可累及两个或两个以上系统,发病又快又急,如果抢救不及时,会导致死亡。如果患者发生严重过敏反应,一定要尽快到最近的医院急诊科就诊,抢救的首选用药是肾上腺素。

6.在什么情况下患者要做变应原检测?

避免接触变应原是预防和治疗过敏性疾病的关键之一,那么在什么情况下患者需要做变应原检测呢? 当患者出现荨麻疹反复发作,或是反复出现眼痒、鼻痒、流涕、鼻塞、喘息等症状时,可前往过敏科就诊,由专科医生根据患者的情况决定做哪类变应原检查。但需要强调的是,并非所有过敏性疾病都需要测试变应原。不必要的检测可能会让患者和家属更加焦虑,影响正常生活。所以,患者是否要做变应原测试需要经过专业医生的评估后再决定。

7.有哪些常用的变应原检测方法?

(1)变应原皮肤点刺试验(SPT):是将微量的变应原通过点刺进入皮肤表层,如果患者对该变应原过敏,则会在皮肤表面产生风团或红斑。其特点为创伤小、简单方便、快速灵敏、价格便宜,是临床上最常用的体内变应原检测方法。

(2)血清特异性 IgE 检查:主要是抽取静脉血检测变应原的特异性 IgE,是目前最常用的体外变应原检测方法。其特点主要在于不受皮肤疾病或药物使用的干扰,且种类繁多,可满足多数临床患者的检测需求。

(3)斑贴试验:适用于接触某些物质,如金属、药物、化工材料等引起的过敏反应性疾病。

(4)食物过敏的儿童可尝试进行口服食物激发试验。

(5)对于特异性 IgG 检测,目前认为不能单独用来诊断过敏性疾病,但患者可以通过结合变应原检测及临床表现来进行饮食调整,改善过敏症状。

目前,临床中最常用的变应原检测方法就是变应原皮肤点刺试验和血清特异性 IgE 检查,二者具有一定的一致性,可互为补充,但不可互为替代。

8.皮肤试验有哪些优缺点?

皮肤试验具体分为皮内试验和皮肤点刺试验。无论哪种皮肤试验,其原理都是通过特定的途径让一定量的变应原进入体内,然后观察变应原是否在机体内发生肉眼可见的过敏反应,并根据局部皮肤过敏反应发生的情况判断过敏的程度,这就是临床上广泛采用的,也是俗称的"扎针检查"。它的优点是简单、方便,结果也比较直观,患者等待检查结果的时间不需太长,就诊当天就可以得到结果。但它的缺点是存在假阳性结果。

9.什么是假阳性或假阴性结果?

一般有"皮肤划痕症"的患者就可能会得到假阳性的结果。也就是说本来不过敏的患者,因在检查过程中进行针刺而导致皮肤红肿痒等反应,使检查人员误认为是发生了过敏反应从而得出阳性的结果。其实这个结果是错误的,也就是"假"的,所以称为"假阳性结果"。

当然,医务人员在临床上为了避免误诊,也会在检验过程中进行质量控制。比如,在检查的同时分别注入一定剂量的生理盐水和组胺,如果生理盐水也发生类似过敏的皮肤反应,那皮肤的红肿反应则是针刺所致,即结果可能是假阳性;如果生理盐水不发生反应而组胺发生预期的类过敏反应,就证明试验结果是可靠的。

有很多患者看到皮肤在注入组胺后局部出现了过敏反应,就会问:"什么是组胺? 组胺阳性是怎么回事? 是组胺过敏吗?"其实,组胺是过敏反应过程中的一个主要介质,肉眼看到的皮肤红肿、痒等症状都和它有关,或者说大部分是它引起的。过敏发生时体内会释放组胺,组胺会引起一系列皮肤红、痒等过敏表现。正因为组胺的这种特性,临床上很多抗过敏药物都是抗组胺药物。而有些特殊体质的人或检查前服用了抗过敏药物的患者,即使皮肤注入了组胺或可能的变应原,其也不发生反应。对于上述这种情况,临床上称为假阴性结果,也就是患者的阴性结果是错误的,是假的。

因此,为了尽可能避免上述情况发生,建议患者来医院进行皮肤试验时,一定要先停用抗过敏药物 7 天左右(有的药物还需要停更长时间),具体可咨询接诊医生。

10.什么是血清特异性 IgE 检查?

如果患者病情不允许长时间停用抗过敏药物,或有的患者畏惧皮肤点刺试验,那难道就没有办法查变应原了吗? 答案当然是否定的,如果有上述情况,那就可以采用血清特异性 IgE 检查。

血清特异性 IgE 检查是直接测定血清中特异性 IgE 的方法,也就是大家常说的"抽血"检查。其实,皮肤试验是一种间接测定体内特异性 IgE 的方法,如果患者因为各种原因不能或不愿进行皮肤试验,那么就可以采用血清特异性 IgE 检查。若特异性 IgE 能够被测到并达到一定数值,就能初步判断患者可能存在过敏现象。虽然之后医生还要根据病史综合判断是否为过敏,但至少可以说血清结果是阳性。

另外,该检查是不需要空腹和停用抗过敏药的,这也是一个优势。那是不是血清特异性 IgE 检查就是一个完美无缺的变应原检查方法了呢?答案仍然是否定的,任何事情都不会是十全十美的。其缺点为血清检查需要特殊的仪器设备,因此费用较高,检查结果需要等待数天或更长时间。此外,目前血清检测的变应原种类有限,一些患者还会遇到血清检查结果为阴性,而皮肤试验却能得到准确的阳性结果,这是由于任何通过仪器的血清检测方法灵敏度都不是100%的。

综上所述,血清特异性 IgE 检查与皮肤点刺试验两种方法各有利弊,不能完全互为替代,患者应听取医生的建议后进行选择。

11.什么是总 IgE?它的正常范围是多少?

有患者会发现临床中除了检测特异性 IgE 外,还有检测总 IgE 的项目。IgE 是常见过敏反应中的"主角",因此是过敏反应首选的免疫学检测项目。总 IgE 水平增高提示过敏可能性大,但不能用于判断变应原。

IgE 水平受多种因素影响,大多数健康成人的总 IgE 在 $2\sim150$ kU/L 范围内,平均值约为 27.2 kU/L。男性的总 IgE 值通常高于女性,差异高达 20 kU/L。IgE 水平也与年龄相关,在整个儿童期逐渐增加,在 $10\sim15$ 岁时达到峰值,然后随着年龄的增长而开始下降。一项针对 $3\sim6$ 岁儿童的研究显示,总 IgE 水平的平均值为 80 kU/L。此外,影响 IgE 水平的其他因素包括遗传、种族、吸烟、饮酒、环境、免疫状态、寄生虫感染等。因此,高水平的总 IgE 不等同于过敏,需排除过敏以外因素产生的影响。

12.总 IgE 升高时有哪些症状?

患者出现什么症状可以预警总 IgE 升高呢?其实,总 IgE 升高本身不会有症状,而是患者出现与总 IgE 升高相关疾病时才有对应表现。因此,要及时就医来明确病因。大多数情况下,总 IgE 升高是过敏反应的结果,患者可有皮肤瘙痒、皮肤肿胀、鼻痒、眼痒、打喷嚏、咳嗽、喘息、呼吸困难、恶心、呕吐、血压下降等症状。如果患者是因寄生虫感染引起总 IgE 升高,可表现为体重突然下降、贫血、疲劳等。

13.过敏性疾病的治疗有哪些原则?

过敏性疾病的类型如此之多,那该如何治疗呢? 对于过敏性疾病的诊治,提倡早发现、早干预、早阻断、早治疗。世界卫生组织(WHO)推荐了过敏性疾病"四位一体"治疗方案:

(1)患者教育:知晓变应原,知晓防治方法。
(2)环境防控:避免或减少与变应原的接触。
(3)药物控制:对症治疗,用药物控制症状。
(4)脱敏治疗:对因治疗,避免或减少复发。

14.怎样区分感冒引起的咳嗽与过敏性疾病引起的咳嗽?

首先,二者病因不同。感冒大部分是由病毒引起的上呼吸道感染。而过敏性咳嗽大多是因患者本身为过敏体质,并由于过敏反应诱发了哮喘、咳嗽变异性哮喘、过敏性鼻炎等疾病的急性发作,大多数患者发病前会有变应原接触史(如接触花粉、尘螨或接触刺激性的气体)。

其次,二者症状不同。感冒的患者除了咳嗽外,同时伴有明显的鼻、咽部分泌物增多的症状,如流涕、鼻塞,且常常伴有咽痛,有时候会出现发热,还可能会出现全身乏力、肌肉酸痛等全身症状,比较少出现鼻痒、眼睛痒、喘息等症状。过敏性咳嗽则大多为刺激性干咳,有时会伴有喘息,有些患者还会同时伴有鼻痒、揉鼻子、抠鼻子、打喷嚏、眼痒等过敏性鼻炎、过敏性结膜炎症状,甚至会出现皮肤痒等症状,但比较少发生咽痛、发热等全身症状。

再次,二者发病时间与持续时间不同。感冒容易在季节交替时发生,而过敏性咳嗽则常年易发或在每年特定时间发作。感冒为自限性疾病,一般患者会在 7~10 天痊愈。过敏性咳嗽为慢性疾病,持续时间较长,可持续数周甚至数月。

最后,二者引起的身体变化和抽血化验结果不同。感冒患者在查体时常可见鼻腔黏膜充血、水肿、清水样分泌物,咽部可见充血,肺部听诊一般正常。血常规白细胞一般正常或偏低,以淋巴细胞增高多见,如果合并细菌感染,可能会出现白细胞及 C 反应蛋白升高。而过敏性咳嗽患者由于大多存在过敏性鼻炎、过敏性结膜炎,因此在查体时常可见鼻腔黏膜苍白、水肿、清水样鼻涕以及变应性黑眼圈、鼻部皮肤横行皱纹等情况,部分患者肺部听诊可以听到哮鸣音。血常规大多正常或可能出现嗜酸性粒细胞增高,查血清总 IgE 可升高,变应原检查可能会有阳性结果。

15.过敏性鼻炎会发展成过敏性哮喘吗?

过敏性鼻炎会有一定的概率合并或者逐渐发展为过敏性哮喘。因此,当过敏性鼻炎的患者出现反复喘息、咳嗽、气促、胸闷等下呼吸道症状时,建议于医院就诊并完善肺功能检查,以评估是否合并哮喘。之后患者可再根据症状对症用药,同时要尽量避免变应原的接触,必要时考虑脱敏治疗。

16.过敏性鼻炎有哪些治疗方法?

过敏性鼻炎目前还不能根治,治疗的目标仍然是控制症状、减少对症药物的使用。治疗方法包括找到变应原并对生活及工作环境进行控制、教会患者对变应原的躲避及基本防护、完善患者的健康教育、规范的药物治疗和良好的依从性、脱敏治疗。药物治疗方面,过敏性鼻炎常用药物包括鼻腔减充血剂、鼻用糖皮质激素、口服抗过敏药。但以上药物不管单一还是联合使用,均无法根治过敏性鼻炎。脱敏治疗是已经被证实的唯一能改变过敏性鼻炎自然进程的治疗方法。脱敏治疗可以使患者机体逐渐耐受变应原,进而减轻或者避免过敏症状的出现,减少甚至停用药物。

17.过敏性疾病为何在夏秋之交时高发?

相信大家都会发现一个有趣的现象,那就是在夏秋之交时,过敏性疾病的发生率会明显升高。出现此现象的原因如下:

(1)环境因素:季节交替使得周围环境出现许多肉眼看不见的细微改变,如湿度变化、浮尘变化、花粉变化等,这些都可能造成变应原增多,使过敏体质的人群发生过敏反应。另外,在夏秋之交时还有一些像污染物变化、气温变化等的环境改变是相关诱发或加重的因素。

(2)个体原因:是指过敏体质,又称"特应质"。当特应质的个体吸入致敏的变应原(如花粉)后,在体内产生特异性IgE,就会致敏。当个体再次接触该变应原后就会激发出过敏症状。所以,每一年的同一季节,相同的变应原如果遇到了致敏个体,就会使其身体里的免疫平衡失调,且过敏效应细胞会快速反应,使其表现为打喷嚏、鼻痒、流清水鼻涕、鼻塞、流泪、眼痒、咳嗽、气促等过敏急性发作的症状。

18.如何防护季节性过敏性鼻炎？

生活中有不少过敏性鼻炎的患者会在季节变化时饱受过敏症状的困扰，下面就为患者支支招：

（1）预防过敏：花粉高峰期患者应尽量减少出门，外出时要佩戴口罩、眼镜或防护镜。

（2）减少花粉变应原进入室内：患者从户外回家后应及时洗脸、洗鼻，或者淋浴，更换衣物、鞋子，应尽量减少开窗，并在室内使用空气净化器。患者的衣物及床上用品清洗后应使用烘衣机干燥，而不是悬挂在户外晾干。

（3）早期干预治疗：花粉播散初期可以早期用药延迟发病时间、减轻发作程度。

（4）及早医院就诊：当有眼红、眼痒、打喷嚏、流涕、鼻塞等过敏症状反复出现时，患者应及早向医生求助，制定个体化治疗方案。

19.过敏性哮喘会传染吗？会遗传给孩子吗？

过敏性哮喘不会传染给其他人，但具有一定的遗传倾向。哮喘患者亲属患病率高于群体患病率，并且亲缘关系越近，患病率越高；患者病情越严重，其亲属患病率也越高。这也是为什么家长有哮喘，孩子也可能发生哮喘的原因。

20.除了规范用药,过敏性哮喘患者还要注意哪些问题？

为了减少哮喘的急性发作，下面为大家介绍一些关于过敏性哮喘的注意事项，希望帮助患者早日控制哮喘。

首先，要找到导致哮喘发病的变应原。其可能是空气中的变应原，也可能是食物中的变应原，还有可能是接触的变应原。如果可以避免接触这些变应原，那患者就不会出现急性发作了。

其次，患者要和医生保持良好沟通。例如，当变应原指向动物皮屑，且患者正在养狗、养猫时，需要权衡利弊，避免接触猫、狗。但实际上，很多患者是不愿意放弃养这些宠物的，所以要与医生进行沟通，制定合理的治疗方案，如进行脱敏治疗。

最后，患者需要规范药物治疗。所有预防和治疗哮喘的措施都离不开控制哮喘急性发作和减轻气道炎症的药物,所以规范的药物治疗是哮喘治疗的基石,也是重中之重!

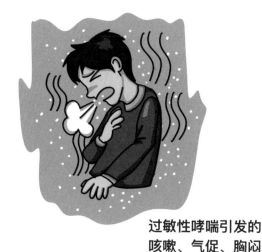

**过敏性哮喘引发的
咳嗽、气促、胸闷**

21.什么是尘螨的脱敏治疗?

尘螨是最常见、最重要的吸入性变应原之一,在很多家庭床尘样本中可检测到尘螨变应原,一半以上的样本中尘螨变应原已达到致敏风险,1/4 的样本可达到诱发哮喘的水平。室内优势尘螨种类为粉尘螨和户尘螨,我国约 60% 的鼻炎或哮喘患者对此两种尘螨过敏。尘螨诱发的过敏反应可以表现为过敏性鼻炎、过敏性结膜炎、哮喘、皮炎(特别是特应性皮炎)、荨麻疹等;严重过敏反应少见,这类患者可能是由于进食了尘螨污染的食物所致。

脱敏治疗是目前公认的、唯一能够改变过敏性疾病自然进程的治疗方法。对于尘螨过敏患者,通过正确的除尘螨措施后,如症状仍没有改善,则可考虑进行脱敏治疗。目前,尘螨过敏的脱敏治疗主要通过皮下注射或舌下给药两种方式,使尘螨变应原提取物通过逐步递增浓度的形式不断刺激机体免疫系统,以提高尘螨过敏个体对变应原的耐受性,减轻过敏性疾病相关的炎症反应,从而预防过敏性鼻炎向哮喘的发展。

22.脱敏治疗对过敏患者有哪些好处?

尘螨脱敏治疗是应用尘螨变应原提取物,给患者口服或皮下注射至体内,浓度由低到高,使患者逐渐耐受尘螨变应原,最后不再对环境中的尘螨过敏,整个疗程为3~5年。对于过敏性疾病,使用各种对症药物可以暂时缓解过敏症状,但是一旦停药,过敏症状还是容易复发。而脱敏治疗可以改变免疫系统,使机体趋于稳定,对变应原不再敏感,即使停止治疗,过敏性疾病也不容易复发。而且,脱敏治疗有以下几个方面的益处:

(1)效果稳定患者按计划完成治疗后,即使停止用药,过敏症状也维持稳定。

(2)脱敏治疗可以减少患者的对症治疗药物,如吸入激素等。

(3)脱敏治疗后,患者反复呼吸道感染的概率明显减少。

(4)可以预防新发变应原的产生。

(5)可以预防过敏性鼻炎发展至哮喘。

总体来讲,通过脱敏治疗,可以大大提高过敏患者的生活质量。

23.过敏性疾病患者需要忌口吗?

由于特殊的体质,许多过敏性疾病患者在选择食物上变得小心翼翼。其实,既往无食物过敏的情况,是不需要特别禁食某一种或某一类食物的。生活中,很多人主动忌口"发物",那什么是"发物"? 大家常说的"发物"是指牛肉、羊肉、鱼肉、海鲜、葱、姜、蒜、辣椒等食物。但是,"发物"一说,本就没有明确的科学依据,很难说清楚什么是"发物",以及它有什么害处。但有一点可以确定,食物还是要吃新鲜的,尽量不吃腌制、烟熏食品。这类食物亚硝酸盐含量较多,而且有些选用的食材本身就不新鲜,食用后会造成炎症介质组胺的释放,会对过敏性体质人群造成伤害。

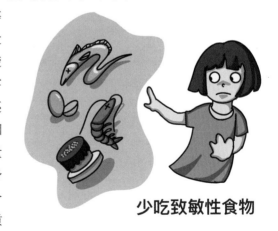

少吃致敏性食物

24.过敏性疾病患者能够接种疫苗吗?

过敏性疾病患者不需要有特别顾虑,只要既往没有疫苗过敏史,在身体健康的情况下均可接种疫苗。若患者发生急性呼吸道感染,建议病情控制良好或痊愈后再进行疫苗接种。对于正在进行皮下脱敏的过敏患者,疫苗的注射需要与皮下注射脱敏治疗间隔 1 周。

25.过敏性哮喘患者可以运动吗?

哮喘的患者运动是安全、有益、必要的！WHO 在 2010 年《关于身体活动有益健康的全球建议》中就提到,适当的体育锻炼有益于患者身心健康。对于过敏性哮喘的患者,运动对其身心发育有着同样的重要性和益处。但患者的运动要遵循循序渐进、逐渐增加运动量的原则,摸索出适合自身的运动量及运动强度。

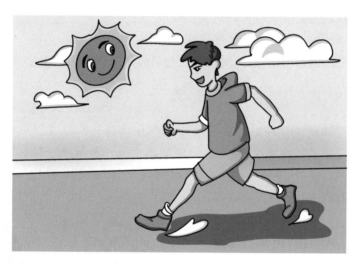

（郅莉莉）

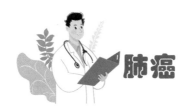

1.什么是肺癌?

肺癌是指发生于肺部的恶性肿瘤,由正常肺组织上皮细胞"黑化"为癌细胞而引起。肺癌是生活中比较常见的恶性肿瘤,常常给患者及家属带来重大打击。常言说,"知己知彼,百战不殆",对待病魔亦是如此,那么接下来大家就一起来了解一下肺癌吧!

肺癌可分为原发性肺癌和继发性肺癌。简单地说,原发性肺癌,是指从肺部长出来的癌;而继发性肺癌是指从其他部位转移到肺部的癌。通常所说的肺癌是指原发性肺癌。

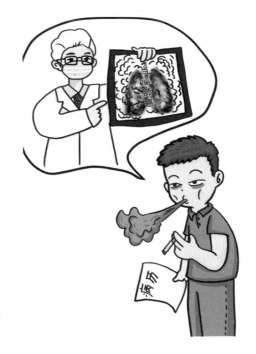

肺癌是"癌中之王",因为肺癌是全球癌症相关死亡最主要的原因。在我国,肺癌的发病率在男性肿瘤中排第一,在女性肿瘤中排第二,而肺癌的死亡率在所有肿瘤中均列首位。近年来,我国肺癌的发病率和死亡率明显增高,是名副其实的头号"健康杀手"!据相关统计,2020年我国肺癌新发患者数占世界肺癌新发患者数的37%左右,而肺癌死亡人数大概占世界肺癌死亡人数的40%。所以大家一定要保持"肺"常关注!

2.肺癌分为哪几种类型?

肺癌按发生部位可分为中央型肺癌和周围型肺癌。中央型肺癌多发生于主气道中间,多靠近大气道,也就是胸部中间的位置;周围型肺癌发生在段支气管以下,分布在肺周围部分,即靠近胸廓的位置。

肺癌按病理类型可分为小细胞肺癌和非小细胞肺癌。小细胞肺癌比较少见,不仅细胞小,且形态像燕麦,所以又叫"燕麦细胞癌"。小细胞肺癌的恶性程度高,而且增殖快、转移早,所以2/3的患者确诊时已经有脑、肝脏、骨、肾上腺等多处转移,就像燕麦片撒了一身。小细胞肺癌对放疗和化疗比较敏感,但可迅速耐药,所以该病患者预后相对较差。

85%的肺癌患者属于非小细胞肺癌。相较于小细胞肺癌,非小细胞肺癌侵袭性较低,若能早期发现,及时治疗,患者可被完全治愈。

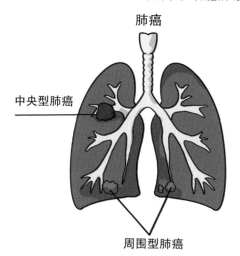

3.肺癌会不会传染?

很多肺癌患者的家属都会有疑问:"我们需不需要戴口罩?一起吃饭会被传染吗?"在这里可以明确地告诉大家,肺癌是不会传染的!肺癌患者随痰液排出的癌细胞会迅速变性、坏死,不能再"使坏",感染他人。因此,肺癌是没有传染性的,家属不要刻意疏远肺癌患者,以免造成患者自身消极和自卑的情绪,使治疗效果大打折扣。

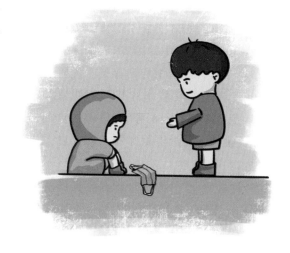

4.引起肺癌的危险因素有哪些?

(1)吸烟。

(2)职业致癌因子:工作环境中有石棉、煤烟等有害物质,或长期接触铀、镭等放射性物质,都可能增加肺癌发生的风险。

(3)空气污染:包括室外大环境污染和室内小环境污染。比如雾霾天中的物理颗粒、化学物质和一些细菌通过呼吸道进入肺内定居,容易引发多种呼吸系统疾病,同时增加罹患肺癌的风险。此外,室内装修材料产生的甲醛、苯,烹调时的厨房油烟等,也会增加癌细胞突变的可能。

(4)饮食习惯:有研究显示,成年人摄入的水果和蔬菜越少,肺癌发生的危险性越高。

(5)有慢性阻塞性肺疾病病史。

(6)遗传:具有肺癌家族史的人群,患肺癌的概率要较普通人群高。

(7)心理因素:长期处于精神紧张等不良情绪中,身体的代谢机能会出现异常,导致抵抗力下降,患各种疾病的风险会增加,也包括肺癌。

5.吸烟与肺癌有什么关系?

吸烟是引起肺癌最重要的原因,约 85% 的肺癌患者有吸烟史,包括吸烟者和既往吸烟者。有研究表明,与从不吸烟者相比,目前吸烟者患癌和死于癌症的总体风险分别增加了 8 倍和 10 倍。已戒烟者罹患肺癌的风险比持续吸烟者低,但与从未吸烟者相比仍升高 9 倍。开始吸烟的年龄越小、每日吸烟量越大、吸烟时间越长,罹患肺癌的风险越大。不过令人欣喜的是,随着戒烟时间的延长,发生肺癌的风险会逐步降低,因此及时戒烟很重要!

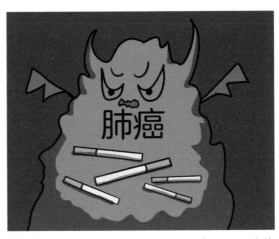

6.为什么有慢性肺部疾病的人群患肺癌的概率较常人大?

慢性肺部疾病本身不会直接导致肺癌,但导致慢性肺部疾病的病因有很多,比如吸烟、大气污染、反复的炎症刺激和感染等,这都与肺癌的发生机制相关。加之慢性肺部疾病多反复发作,导致肺组织在反复被破坏和修复的过程中,产生不可逆的病变,部分病变可发展成为肿瘤。所以,有慢性肺部疾病的人群,一定要警惕肺癌发生的可能。

7.有肺癌家族史的人一定会患肺癌吗?

肺癌是不会遗传的,但肺癌有一定的遗传背景。所以,就算是有肺癌家族史,也不必过于恐慌,和先天性的遗传基因相比,后天所养成的生活饮食习惯、生活环境、职业因素等才是发生肺癌的重要原因。因此,有肺癌家族史的人群一定要注意远离肺癌的危险因素。

8.哪些人群患肺癌的风险较大?

肺癌,人们谈之色变,畏之如虎,可是有些人却早已埋下癌症隐患:

(1)长期大量吸烟的人群:吸烟烟龄 20 年以上的、20 岁以下开始吸烟的、每天吸烟 20 支以上者,都属于易患肺癌的高危人群。同时,长期被动吸入二手烟、三手烟的人群也容易罹患肺癌。

(2)长期从事采煤、采油、采气、炼油、化工、厨师等工作的人群。

(3)有恶性肿瘤家族史的人群:三代以内的直系亲属曾罹患过恶性肿瘤的人群,患肺癌的风险会增加。

(4)慢性肺部疾病患者群:如慢阻肺、肺结核和肺纤维化等疾病,与癌的发生可能有一定的关系。

9.出现哪些症状时应该警惕肺癌?

(1)咳嗽:支气管内的肿瘤刺激支气管内神经,或者肿大的肿瘤压迫了气管导致气管扭曲,就可能引起咳嗽。患者多表现为阵发性剧烈的干咳,有时可能发生咯血和痰中带血。

(2)胸闷、呼吸困难:支气管被肿瘤阻塞,会影响气体交换,患者会感到胸闷气短,持续进展将严重影响呼吸功能。

(3)发热:由于支气管管腔阻塞,支气管内分泌物及痰液不易排出,助长了细菌繁殖,因而发生肺炎使患者出现发热,并多为低热。

(4)胸痛:肺癌如果侵犯到肺部血管或者扩展到胸膜可引起胸痛,用力呼吸或者咳嗽的时候,胸痛的症状会更加明显。

（5）全身症状：如果肺癌向全身扩散到人体的重要脏器引起脏器受损，就会表现相应的症状。此外，中晚期患者可能会出现乏力、食欲缺乏、消瘦等表现。

当然，若患者出现以上症状也并不一定就是得了肺癌，可能只是一个危险的信号，提醒患者需要注意肺部的健康。因此，若患者出现上述情况时，应及时就医，做到早发现、早诊断、早治疗。

10.咳嗽与肺癌有什么关系？

咳嗽是肺癌最常见的早期症状，患者可能是轻微干咳，也可能是严重咳嗽，可伴有痰，也可无痰，痰量多少也不相同。当肿瘤在较大的支气管内生长，并引起支气管狭窄后可加重患者的咳嗽症状，多为持续性，呈"金属音"或刺激性干咳。刺激性干咳是肺癌常见的主要症状，若对症治疗不见好转，就要警惕肺癌的可能性。部分患者还会出现痰血或痰中带血，可间歇性或间断性地出现。

11.咯血及痰中带血是肺癌的先兆吗？

咯血及痰中带血是肺癌的早期症状之一，多见于中央型肺癌。当肿瘤侵犯毛细血管，导致血管破裂时，血液会渗入支气管中与痰液混合，随着咳嗽时咳出，表现为痰中带血点、血丝或断续的少量咯血。或者当肿瘤局部坏死时，肿瘤本身的血管破裂，也可能使患者的痰中带血或有小血块。当患者出现不明原因的咯血或者痰中带血时，尤其是

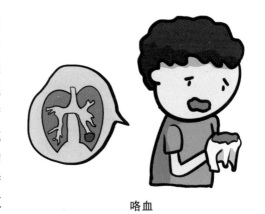

咯血

肺癌高风险人群，应该警惕肺癌发生的可能，及时去医院就诊，查明病因。

12.胸痛和肩背部疼痛与肺癌有关系吗？

患肺癌时可能会出现胸部间断性的疼痛，但痛感不是很强烈，可能是隐隐作痛或者部位不太明确的疼痛，疼痛时间可持续数分钟。如果肿瘤进一步侵犯到胸膜或者胸壁，则患者疼痛较强烈、疼痛时间持续较长和疼痛部位固定，这时

需要警惕晚期肺癌的发生。同时,肺癌患者也会出现肩背部的疼痛,主要是因为癌细胞不停地生长繁殖,牵扯到肩部以及背部肌肉,引发疼痛。因此,不明原因的胸痛和肩背部疼痛需要排除肺癌这一病因。

13.颈部淋巴结肿大与肺癌有关系吗?

肺癌可以通过淋巴结转移。部分肺癌患者是因发现颈部淋巴结肿大而就诊,这些淋巴结触摸不痛且缓慢增大,经检查后诊断为肺癌。癌细胞往往循着淋巴回流途径,首先转移至肺门淋巴结,继而到达纵隔、锁骨上和颈部淋巴结。此时,淋巴结肿大可为单个或者多个,位置相对固定,可以融合成团,触摸质硬,多不伴压痛。所以,锁骨上和颈部淋巴结肿大,在排除其他病因后,需要高度警惕肺癌转移的可能。

14.肺癌患者会出现体重下降吗?

体重下降明显是恶性肿瘤发展到后期比较常见的症状。癌症晚期患者会因肿瘤毒素、感染及疼痛而导致食欲减退,造成其身体无法摄入充分的营养物质,最终表现为消瘦。同时,因为体内癌细胞的生长和繁殖需要一定的物质供养,体内营养物质一部分被癌细胞优先吸收利用,就会导致患者的体重下降。所以,如果患者在短时间内出现体重下降明显的情况,就需要及时就诊,排查肺癌的可能性。

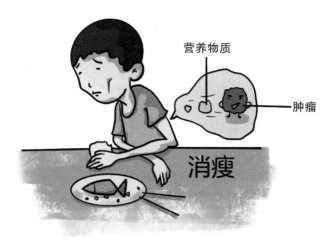

15.哪些人需要进行肺癌筛查?

目前,建议进行肺癌筛查的年龄段是 50~74 岁。另外,至少有下列一项危险因素时,建议进行肺癌的筛查:

(1)吸烟包年数≥30 包年(每天吸烟包数×吸烟年数),包括曾经吸烟≥30包年,但戒烟时间不足 15 年者。

(2)被动吸烟者,与大量吸烟者共同生活或工作>20 年者。

(3)患有慢阻肺者。

(4)有职业暴露史≥1 年者,包括暴露于石棉、铍、铀、氡、煤烟和煤烟灰等。

(5)有一级亲属确诊肺癌者。

16.肺癌早筛需要做什么检查?

建议大家选择低剂量螺旋 CT 来进行肺癌早期筛查。相对于传统胸片检查,低剂量螺旋 CT 的敏感度更高,能有效发现直径<1 厘米的早期肿瘤。同时,它的辐射剂量只有 CT 常量的 1/10,大大降低了对筛查者身体损害的可能性。另外,它的价格也相对低廉。因此,目前肺癌早筛的最佳选择是进行低剂量螺旋 CT 检查。

17.为什么不建议把胸部 X 线检查作为肺癌早期筛查的主要方式?

胸部 X 线检查对于筛查早期肺癌来说有以下缺点:一是难以发现微小病灶。如果是根据胸部 X 线检查来诊断的肺癌,常常已经发展到晚期了。二是胸部 X 线检查照射部位存在检查死角,双肺尖、近纵隔面、双肺底等隐蔽区域的病灶都难以发现。

18.肺结节一定是肺癌吗?

大部分肺结节都不是肺癌! 肺结节是"人畜无害"还是"危险至极"主要取决于形态(如形状是否规则、周围有无毛刺)、大小(一般直径<0.8 厘米的结节只需定期随访)和密度(是实性的还是磨玻璃样的)。有肺结节并不可怕,重要的是要尽早确诊肺结节是良性还是恶性,如果是恶性,早日手术切除可以达到临床完全治愈的效果,使患者获得长期生存。

19.支气管镜检查在肺癌的诊治过程中有什么意义?

支气管镜是诊断肺癌的主要方法之一,临床怀疑的肺癌患者应常规进行支气管镜的检查,尤其是肺癌发生在气管支气管内部的患者。首先,通过支气管镜检查,可以观察气管和支气管的病变,对疾病的严重程度进行初步的评估,并可以通过灌洗、钳夹、刷检等方式取得病理学证据,帮助明确肺癌的组织类型、分化程度,这对确定治疗方案有重要意义。其次,对于可以进行手术的肺癌患者,通过支气管镜检查可对病灶进行准确定位,从而有利于进一步确定手术切除的范围和手术方式。此外,通过支气管镜检查,还可以发现可能同时存在的气管内原发癌。另外,医生还可应用支气管镜引导激光、冷冻等措施治疗肿瘤,以及借助支气管镜(包括硬质支气管镜)进行支架植入等。这些是肺癌局部治疗中重要的组成部分。

20.为什么有些肺癌患者需要进行肺穿刺?

肺穿刺又叫"经胸壁穿刺肺活检",即在 X 线透视、胸部 CT 或超声引导下对病灶进行针吸或切割活检,具有创伤小、操作简便、可迅速获得结果的优点。有些患者肺部有占位性病变,病灶贴近胸壁或离胸壁较近,经常规的痰细胞学或支气管镜等检查难以确诊,此时,就需要进行肺穿刺取病变的组织进行病理学检查,并进一步行基因突变检测等指导进一步的诊疗。因此,此项检查适用于肿块靠近肺部周边的患者。

21.正电子发射计算机断层显像(PET-CT)在肺癌的诊断中有什么优势?

PET-CT 就是将 PET 和 CT 整合在一起,患者在检查时经过快速的全身扫描,可以同时获得 CT 解剖图像和 PET 功能代谢图像,此项检查能够从代谢的角度观察病灶。一方面,可以判断肺内单个病灶的性质,如果肺部肿物的代谢比较高,那么患者患有肺癌的可能性就比较大。另一方面,可以判断患者全身是否存在转移病灶,有助于早期发现转移病灶。同时,PET-CT 也是评估治疗效果、及早发现复发病灶的重要检查。需要注意的是,PET-CT 呈阳性的患者仍需进行细胞学或者病理学检查来帮助最终确诊。因此,推荐有条件者进行PET-CT 检查。

22.什么是"肺癌四项"检测？

"肺癌四项"指的是抽血化验四项肿瘤标志物的检测，包括癌胚抗原、鳞状细胞癌相关抗原、神经元特异性烯醇化酶和胃泌素释肽前体。血清肿瘤标志物是一类反映肿瘤存在的化学物质，通过检测患者血清中肿瘤标志物水平的变化以了解肿瘤的发生，可辅助肿瘤诊断。一般来说，癌胚抗原对腺癌有提示意义，鳞状细胞癌相关抗原对鳞癌有提示意义，神经元特异性烯醇化酶和胃泌素释放肽前体对小细胞肺癌有提示意义。

23."肺癌四项"检测的结果有什么意义？

患者对"肺癌四项"肿瘤标志物进行单独的分项检查要比进行四项肿瘤标志物联合检查的灵敏度低，所以联合检查能提高临床检查的敏感度和准确度。如果患者的指标高出正常值上限 2 倍以上或有持续升高的趋势，就应该高度重视，并进一步行胸部检查，了解有无肺内肿瘤。对于轻度升高者，不一定代表患有肺癌，可能是肺部有炎症等良性疾病。

24.肺癌患者进行基因检测有什么意义？

(1)基因检测可以识别使用靶向药物的最佳目标人群。根据基因检测的结果选择分子靶向治疗药物，从而实现肺癌的个体化治疗，进而提高疗效。一般来说，所有的肺腺癌和部分肺鳞癌的患者需要基因检测。

(2)基因检测可以检测耐药基因，从而了解靶向药物耐药的可能原因。

(3)基因检测还可以通过检测癌基因和抑癌基因的异常，来进行肺癌的早期诊断。

25.晚期肺癌患者会有哪些表现？

由于肺癌是一种恶性肿瘤，晚期具有转移特点且患者的症状与转移的部位有关：

(1)肺癌转移到胸膜，可产生胸腔积液，积液较多时患者可有呼吸困难、胸闷的表现。

(2)肺癌转移到肋骨或胸椎，患者可出现胸痛，一般为局部疼痛和压痛。

(3)肺癌发生脑转移，患者可出现头痛、恶心、呕吐等症状。

(4)肺癌转移到心包，导致心包积液，患者可出现心慌、胸闷等症状。

（5）肺癌转移至肝脏、胃肠道，患者表现为食欲减退、肝区疼痛等症状。

除上述因肺癌转移出现的症状外，肺癌晚期患者还可出现因肿瘤局部扩展引起的症状，主要包括肿瘤侵犯胸壁引起的胸痛、侵犯喉返神经引起的声音嘶哑、侵犯食管引起的吞咽困难、侵犯淋巴管引起的胸腔积液导致的呼吸困难等。

26.肺癌有哪些常见的转移部位？

肺癌是极容易转移的癌症。脑、骨、肝脏、肾上腺等部位都会深受其害，这些部位出现转移又极容易让患者"头痛医头，脚痛医脚"，从而进一步延误治疗，等最终检查出肺癌时，往往已是中晚期，使治疗难度变大，也导致患者的预后较差。

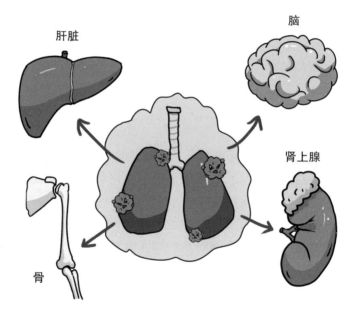

27.如何治疗肺癌？

患者确诊肺癌后，要积极寻求专业医师的帮助，比如及时去呼吸与危重症医学科、胸外科、肿瘤内科、放疗科以及肿瘤微创科等科室就诊，接受专业治疗。患者确诊肺癌以后，专业医师会根据影像学评估，进行详细的临床分期，并采用最合适的治疗方式。早期肺癌一般给予手术切除；中期的肺癌可能需要手术，且术前或术后可能要继续进行化疗、靶向治疗以及免疫治疗等，以取得较好的治疗效果；晚期肺癌常常以内科治疗为主，从而达到延长生命，提高生活质量的目的。需要注意的是，肺癌的治疗是一个综合的过程，可能有不同专业的医师参与其中。而且，对肺癌共存病的治疗，比如慢阻肺、肺栓塞、心脏病等，也非常重要。另外，肺癌治疗过程中可能出现的不良反应，也常常需要多学科的合作，才能取得最佳的治疗效果。

28.有哪些治疗肺癌的方法？

如果把人体比作一座花园，免疫系统好比土壤，健康细胞相当于花园里的花草，而癌细胞就如同花园里的杂草。在健康的状态下，花园里的土壤肥沃并能防止杂草疯长，使其生机盎然。然而，有时杂草却会在土壤中滋长、蔓延，并侵犯、剥夺花草的生长空间和营养，把花园弄得一团糟。这时就要及时拯救花园。那究竟有什么方法可以在铲除杂草（癌细胞）的同时又尽可能地减少对花花草草（健康细胞）的损害呢？目前，大家已经拥有了很多对付癌细胞的"武器"，比如手术治疗、放疗、化疗、靶向治疗、介入治疗、免疫治疗、中医药治疗等方法。不过具体的治疗方案需要主治医生根据肺癌病理类型、临床分期和患者的心肺功能和全身情况等，进行详细的综合分析后再做决定。

29.什么是肺癌的新辅助治疗？

肺癌的新辅助治疗，是在手术前接受抗肿瘤治疗，包括术前化疗、术前放疗、术前免疫治疗以及靶向治疗等。首先，肺癌的新辅助治疗可以降低患者肺癌的分期，灭活体内可能存在的微转移灶，减少因手术引起的转移，降低复发率。其次，新辅助治疗可减少或消灭转移的淋巴结细胞和癌症病灶，增强手术切除的效果，提高手术切除率。最后，新辅助治疗也可缩小原有病灶，使部分不可手术的患者获得手术切除的机会。

30.哪些肺癌患者有手术机会？

早期肺癌首选的治疗方式就是手术治疗，因为患者在接受手术治疗后 5 年生存率可以达到 90%～95%。换句话说，100 个早期肺癌患者选择手术治疗，有 90～95 个患者能够生存 5 年以上，甚至更久。对于Ⅲ期的非小细胞肺癌患者，根据患者具体情况，也有可能进行手术治疗，这类患者在手术后需要进行辅助治疗，也有的需要术前进行辅助治疗后再行手术。小细胞肺癌患者 90% 以上就诊时已有胸内或远处转移，一般不推荐手术治疗。

31.肺癌术后可能会出现哪些并发症?

肺癌的术后并发症可分为肺部的并发症以及全身的并发症。肺部并发症常见的有术后切口出血、术后切口感染、术后胸腔引流管渗血、肺炎、胸膜腔感染、支气管胸膜瘘、局限性肺不张等;全身的并发症主要有低血压、心律失常、心力衰竭、双下肢静脉血栓等。所以,为预防术后并发症的发生,患者要做好术前准备,比如术前进行呼吸功能的锻炼等,在术后也需要保持良好的心态以及积极配合医生进行治疗。

32.肺癌术后的患者有哪些注意事项?

(1)积极对伤口进行护理,防止伤口的感染。

(2)进行深呼吸等运动锻炼使咳嗽、咳痰的能力恢复;加强呼吸道的清理,有助于肺部呼吸功能的恢复,同时降低肺部感染的风险。

(3)注意摄入足够的营养,伤口的愈合需要高蛋白、维生素丰富的食物;另外,患者也应摄入富含纤维素的食物,使大便通畅。

(4)尽早进行肢体的锻炼以及床下活动,预防下肢静脉血栓的形成。

(5)根据专业医生的建议,在规定的时间内进行所需的术后辅助治疗,并定期复查,有不适时及时就诊。

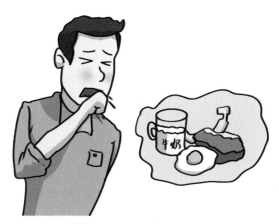

锻炼咳痰能力,补充蛋白质

33.什么是放疗?

放疗即放射治疗,是利用放射线来"制伏"肿瘤细胞的一种局部治疗方法。

肺癌的放疗主要在肺部,如果有转移,也会在转移部位进行放疗。放疗可分为根治性放疗、姑息性放疗、辅助放疗、新辅助化放疗和预防性放疗等。在各种类型的肺癌中,小细胞肺癌对放射疗法敏感性最高。

34.放疗后患者有哪些不良反应?

(1)消化道反应:由于消化道黏膜对射线非常敏感,患者在放疗时容易出现恶心、呕吐、厌油腻等消化道症状。

(2)放射性肺炎:放疗时,肺正常组织会因射线照射而受损,因此放疗后可能会发生放射性肺炎,发生率达 14%～49%。一般在放疗后 2～3 周出现,轻者仅有干咳现象,严重者可出现高热、胸痛、呼吸困难的情况。

(3)放射性食管炎:放疗可使食管受到不同程度的照射从而引起放射性食管炎,患者表现为吞咽疼痛、胸部疼痛、呛咳等。

(4)皮肤损伤:好发于颈部、腋下等皮肤薄和多褶皱的部位,患者可表现为脱皮、红肿、渗液等。

(5)发热:放疗造成的肿瘤组织坏死、炎症、细菌感染等均有可能导致发热。

(6)血象下降:放疗时骨髓内各种造血细胞的分裂、繁殖受到抑制,向周围血中释放的成熟细胞,包括白细胞、红细胞和血小板等均会减少。

35.什么是化疗?

化疗全名为化学治疗,是指利用口服或静脉注射药物来杀死癌细胞,并通过减缓和阻止癌细胞的快速生长,来"收复失地"。化疗是一种全身性治疗方法,这种方法可以用于肺癌晚期或者复发患者的治疗,还可用于手术后患者的辅助化疗、术前新辅助化疗及联合放疗的综合治疗等。

36.化疗后患者可能有哪些不良反应?

化疗药物"杀敌一千,自损八百"的特点让很多患者和家属心生畏惧。其实,化疗的不良反应并没有那么可怕!随着长期的发展,化疗药物的毒性得到了很大的改善。总体上来讲,化疗的不良反应是可预期、可控制、可逆转的。以下是化疗后患者可能出现的不良反应:

(1)出血:化疗后患者可能会出现牙龈、口腔出血等情况。这是因为化疗药物会造成血小板生成能力下降,使体内血小板的含量降低,而血小板在血液凝固中起重要作用,所以患者会出现出血的情况。

（2）营养不良和恶心呕吐：化疗会导致胃肠道吸收营养的功能减弱，同时会刺激胃肠黏膜引起患者恶心呕吐。

（3）白细胞减少：化疗后白细胞会突然减少，造成患者抵抗力下降，容易出现感染。

（4）损伤肝脏：由于药物大部分要通过肝脏进行代谢，因此化疗药物有可能使肝脏受损，所以化疗的过程中患者要注意按时复查肝功能。

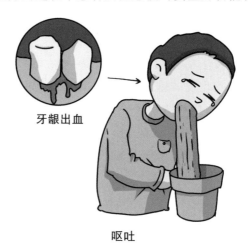

牙龈出血

呕吐

37.化疗的过程中患者需要注意什么？

（1）化疗后患者可能会出现恶心、呕吐等胃肠道反应，所以建议患者进食清淡、易消化、高蛋白的食物，避免辛辣、油腻的饮食，不要给胃肠加重负担，当胃肠道反应剧烈时要及时就医。

（2）化疗后患者要定期复查血常规、肝肾功能，一旦出现骨髓抑制或肝肾功能异常，要及时就医，确保化疗的顺利进行。

（3）患者要严格按照化疗方案，遵循化疗周期进行化疗，并在化疗 2 个周期后配合医生评估疗效，同时密切监测及防治不良反应。

38.什么是肺癌的靶向治疗？

肺癌的靶向治疗，是指药物在体内特定的"靶点"，即肿瘤组织中发挥作用，从而抑制肿瘤生长甚至使肿瘤消退。靶向治疗对人体的不良反应相对较少，控制肿瘤的效果也较好，同时精准治疗也提高了治疗效果，可以改善患者的临床症状，提高其生活质量。

目前,国内肺癌的靶向治疗药物主要有两类,分别是酪氨酸激酶抑制剂和血管生成抑制剂。由于肺癌肿块的生长较快,需要更多的血管生成给肿块提供足够的营养,而血管生成抑制剂的作用就是抑制肿瘤血管生长,使肿瘤生长缺乏足够的营养,最终达到"饿死"癌细胞的目的。

39.靶向治疗后患者可能有哪些不良反应?

(1)胃肠道反应:患者主要表现为食欲下降、恶心、腹泻、腹胀、呕吐等症状。

(2)过敏反应:患者主要表现为皮肤瘙痒、红肿等症状,严重时会出现脱发,指甲变黑、裂缝,皮肤皲裂,甚至有全身性的皮疹等症状。

(3)肝脏损害:患者主要表现为肝功能检查出现异常指标。

(4)心血管反应:患者主要表现为血压升高、出现蛋白尿,严重者甚至会出现高血压等状况。

(5)血液学异常:患者主要表现为血液中白细胞、血小板、红细胞含量的减少。

一般来说,靶向治疗的不良反应比较小,主要以腹泻和皮疹多见,其余的不良反应较为少见。

40.患者在靶向治疗过程中有哪些注意事项?

并不是所有肺癌患者都适合靶向治疗,经过基因检测确定有靶点后,患者才能选择靶向治疗,目前主要应用于非小细胞肺癌中的腺癌患者。服用靶向治疗药物期间,要注意服药的时间与剂量,不同的药物服用方法可能有所不同,比如吉非替尼是空腹或和食物同服,厄洛替尼要求在饭前或饭后两小时服用。所以,患者在服药前,一定要向医生询问服药剂量和时间等信息。此外,靶向治疗期间患者要注意按时复查肝功、肾功,药物都是要经过肝肾代谢的,部分患者服用靶向药物后会引起一些肝功能指标异常,这种情况就应该使用保肝治疗。

41.什么是肺癌的免疫治疗?

免疫治疗的"作战方针"是唤醒身体里免疫系统的"战斗力",调节机体的免疫功能去杀灭肿瘤细胞。当患肺癌时,体内的肿瘤细胞可以"伪装"使机体免疫细胞无法识别,从而躲过"追杀"。免疫治疗就是给免疫细胞一副"探测眼镜",切断癌细胞迷惑 T 细胞的信号,让 T 细胞恢复战斗力。一般来说,免疫治疗起效相对较慢,且不是所有肺癌患者都适用于免疫治疗。

42.患者在免疫治疗过程中会出现不良反应吗?

患者在进行免疫治疗时,可能会有不良反应的出现,主要包括以下几方面:

(1)皮肤损伤:如皮肤出现龟裂、红斑、疱疹等。

(2)内分泌异常:如出现甲状腺功能减退、甲状腺功能亢进、肾上腺功能不全。

(3)胃肠道反应:可能会出现恶心、呕吐、腹泻等。

(4)呼吸系统损害:如出现间质性肺炎、呼吸衰竭等。

(5)神经系统损害:如脑炎、脑膜炎等。

(6)眼部损害:如结膜炎、虹膜炎等。

(7)肝脏损害:可能会出现转氨酶升高、药物性肝炎等。

43.患者在免疫治疗过程中需要注意什么?

对患者及其家属而言,首先,在免疫治疗后需监测患者的血压、脉搏、呼吸等生命体征,同时需要观察其是否出现发热、感染、水肿等症状,警惕免疫治疗后可能出现的不良反应。其次,免疫治疗后患者需规律生活,健康饮食,保证充足睡眠,同时注意锻炼身体,提高自身免疫力,定期复查,并且注意在治疗过程中,尽量不用或少用影响免疫治疗药物发挥作用的药物。

44.肺癌患者的饮食原则是什么?

有人相信肿瘤患者通过"饥饿疗法",能够"饿死"肿瘤细胞;有人相信"发物"不能吃,它会导致肿瘤恶化转移;还有人相信肿瘤患者不能吃肉,应该改成全素饮食。可是如果不能吃的东西太多,患者的营养状况不理想,那还怎样与肿瘤"战斗"呢?事实上,对于饮食,患者坚持以下原则即可:

(1)营养全面,摄入足够的蛋白质、碳水化合物,控制脂肪摄入量的同时增加食物中的粗纤维以及适量补充微量元素。

(2)不宜吃过多油腻食物,少吃腌制品、亚硝酸盐处理过的肉类及熏制食物等,烹调时少用辛辣调味品。

(3)在生活中要保持健康的饮食习惯,一日三餐按时吃,不暴饮暴食,合理饮食。

45.肺癌患者最好吃哪些食物?

肺癌患者应以摄入易消化的食物为主,做到清淡饮食。

(1)高蛋白饮食:患者可摄入一些鱼肉、虾、鸡蛋等,这些食物不仅可以促进代谢,还可以增加营养,同时也可少量摄入红肉类食物,比如猪肉、牛肉、羊肉等。

(2)新鲜水果和蔬菜:患者可吃一些富含维生素 C 和维生素 A 的水果蔬菜。

(4)豆制品:如黄豆芽、豆浆、豆腐等,豆腐中含有异黄酮素,这种物质进入人体后能很好地对体内癌细胞产生抑制作用,同时也具有较高的营养价值。

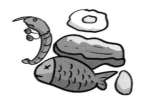 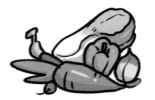 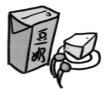

鱼、肉、虾、鸡蛋等高蛋白食物　　　新鲜蔬菜、水果　　　豆制品、豆芽等

46.为什么患者在服用靶向药物期间不宜吃西柚?

西柚中所富含的呋喃香豆素会与靶向药物产生相互作用。呋喃香豆素能显著抑制人体内一种名叫细胞色素 P450 3A4 的代谢酶(CYP3A4),干扰靶向药物的代谢。一旦西柚中的呋喃香豆素抑制了 CYP3A4 以后,人体对药物的代谢就会变慢甚至停止,改变血液中的药物浓度,从而影响药物在体内的疗效。简而言之,就是患者吃进去的药物在体内持续积聚,使药物停滞于体内无法排出,相当于吃了高于常规剂量的药物,影响疗效的同时不良反应也会有所增加。

47.为什么肺癌患者要少吃牛羊肉等红肉?

有研究提示,红肉中富含饱和脂肪酸及血红素铁,血红素铁会诱导内源性亚硝基化合物的形成,而内源性亚硝基化合物是一种致癌物,长期累积会增加致癌风险。然而,患者也不能一味地不吃红肉,其含丰富的铁、蛋白质、锌等,是补铁改善贫血的好选择。另外,肺癌患者通常需要足够的热量和蛋白质以维持体重、修复细胞,因此,均衡摄取各种饮食,才有助于增强抵抗力。

48.肺癌早期和晚期的患者饮食原则有什么区别吗？

一般来说,肺癌早期的患者,在食欲如常的情况下,建议同平常饮食一样,但要注重营养均衡,少吃辛辣刺激以及油腻难消化的食物。肺癌晚期患者需要适当地加强营养,让患者多吃鱼类、虾类、蛋类的食物,因为晚期患者一般食欲较差,体质也相对较差,部分患者可能还会出现消瘦、乏力等恶病质的状态。对于无法正常饮食的患者,可以考虑通过其他途径来补充营养。

49.肺癌的预后如何？

肺癌是一种高度恶性肿瘤,死亡率高、预后差。但早期肺癌仍可手术切除,且切除后患者生存率高,晚期肺癌预后相对较差。因此,肺癌的预后取决于患者确诊、治疗的时间和癌症的类型。

50.如何预防肺癌？

(1)远离致癌物质,尽量避开吸烟人群,远离二手烟。

(2)在生活习惯方面,大家要戒烟限酒,作息规律,保持身心舒畅,坚持进行身体锻炼,保持健康生活习惯。

(3)日常防护方面,大家要减少雾霾天气出门的频次,出门做好防护。

(4)职业防护方面,若有肺癌职业暴露的风险,在工作过程中要严格按照防护流程和标准做好防护,定期进行体检。

(5)室内居住环境方面,大家要选择符合安全放射标准的装修材料,并做好通风后再入住。

(6)在饮食方面,大家要健康饮食,远离煎炸、烟熏、烧烤类食品,同时注意科学烹调,油不要过热,注意开窗通风,尽量减少油烟带来的危害。

(7)对于肺癌的高危人群,定期进行肺癌的早筛十分必要。

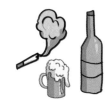
远离二手烟、烟、酒

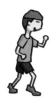
锻炼身体

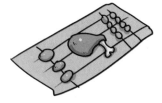
远离油炸、烟熏和烧烤食品

51.慢性肺部疾病患者应如何预防肺癌？

由于慢性肺部疾病患者的肺癌发病率高于无慢性肺部疾病者，所以积极治疗慢性肺部疾病对预防肺癌有一定的意义。患者要按照专业医师给出的治疗方案进行治疗，遵照医嘱用口服或者吸入药物。同时，患者要注意观察症状变化，定期复查，一方面能够监测病情变化，另一方面能够尽早发现癌变。在生活中，患者要尽量避免接触让病情加重的因素，如受凉感冒、刺激气味、花粉等，以防造成疾病进展和加重。特别要建议慢性肺部疾病患者中的吸烟者戒烟，因为吸烟会增加其患肺癌的风险。吸烟剂量和肺癌发病风险呈线性正相关。此外，在平时生活中要健康饮食，注意锻炼身体，增强体质。

52.为什么保持心态健康对预防肺癌很重要？

如果人长期处于精神紧张、心理压力大、抑郁等状态下，可能会引起内分泌功能紊乱及失调，容易造成身体的免疫系统等防御功能下降，对可能癌变细胞的监视就会出问题，最终导致癌症的发生。另外，精神紧张会诱发体内产生应激激素肾上腺素，使体内抗癌的蛋白质活性下降，不能充分发挥杀死癌细胞的功能，从而无法限制癌症发展。所以说，保持良好的心态，也是预防肺癌的重要一环。

（鲁德玗　左安力　杨舒然）

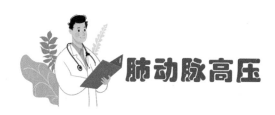

1.什么是肺动脉高压?

肺动脉高压,就是指肺动脉的压力升高,就像肱动脉的压力升高出现高血压一样,只是压力部位不同。肺动脉是心脏右心室发出的一根粗大的血管,将回流入右心室的静脉血输送到肺部,进行肺循环,当肺动脉的压力超过了正常值时,就形成了肺动脉高压。

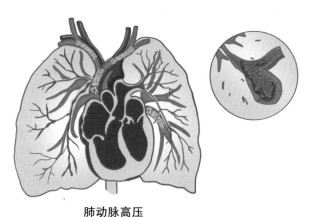

肺动脉高压

2.什么情况下提示患有肺动脉高压?

肺动脉高压往往起病隐匿,在临床上不容易发现,同时又缺乏特异性表现,容易与慢性气道疾病、心血管疾病混淆,如患者都是出现活动后胸闷、气短、胸痛、咯血、双下肢水肿、低血压、休克、晕厥,甚至猝死等症状。若患者经常规治疗后效果欠佳,可能提示有肺动脉高压,需要及时就医,查明病因。

肺动脉高压

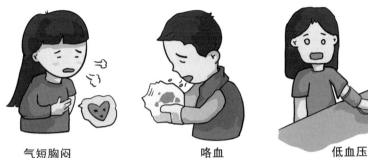

气短胸闷　　　　　　　　咯血　　　　　　　　低血压

有肺动脉高压、结缔组织病、肝硬化门脉高压、口服减肥药物、艾滋病感染、先心病、心功能不全及瓣膜病变、慢性肺部疾病、肺动脉栓塞、下肢静脉血栓形成等病史的患者,需要及时进行筛查。筛查常做的检查包括超声心动图、抽血化验、胸部 CT、肺功能、血气分析、腹部 B 超、心电图、睡眠呼吸监测等。

3.当怀疑肺动脉高压时,患者应到哪个科室就诊?

患者可以去肺血管病专科或者呼吸、心血管内科等具备肺血管病亚专业的相关科室就诊,并进行确诊、风险评估以及规范化治疗。

4.肺动脉高压患者需要做什么检查?

肺动脉高压患者需要做右心导管检查,右心导管检查是诊断肺动脉高压的"金标准"。其适应证如下:

(1)可进行肺动脉高压的定性和定量诊断。

(2)能筛查肺动脉高压的病因。

(3)能获取动脉型肺动脉高压危险分层的血流动力学参数。

(4)可进行急性肺血管反应性试验。

(5)可对先天性心脏病合并肺动脉高压患者进行术前评估。

(6)可对肺移植或心肺联合移植患者进行术前肺血流动力学评估。

(7)用于肺动脉高压患者的治疗随访。

5.什么是右心导管检查?

右心导管检查是一种微创术,沿着患者颈部或大腿根部的颈内或股静脉将 Swan-Ganz 漂浮导管送入心脏,依次到达右心房、右心室、肺动脉及其分支,进行血流动力学、血氧饱和度等测定,有些患者还需要同时进行急性血管反应试验。右心导管检查无论从设备还是技术操作上,都已经非常成熟,其操作简单、风险极低,是肺动脉高压诊治必不可少的最确切的检查方法。另外,该检查出现并发症的概率极小,如果出现也多是穿刺部位血管的局部并发症及一过性急性心律失常等,风险很小。

6.右心导管检查有哪些术前准备?

右心导管检查需要患者住院,家属需要在医院陪同照看患者,术前沟通谈话时,医生会介绍右心导管检查的目的、必要性,解释操作过程以及发生并发症的可能性,还会解答患者及家属关于检查的相关疑问和顾虑。患者和家属了解情况同意手术后应签署手术同意书。

患者在检查前 4～6 小时要空腹。如果检查安排在第二天上午,患者在凌晨后就不要进食或饮水了;如果安排在第二天中午 12:00 之后,患者早上可以稍微吃一些清淡的早餐,但要确保检查前 4～6 小时内禁饮食。另外,患者需要术前排尿,更换手术服,配合医生准备检查。

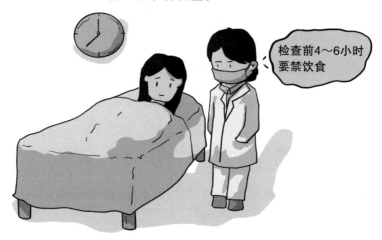

检查前4～6小时要禁饮食

7.什么是急性血管反应试验?

右心导管检查的过程中对部分肺动脉高压患者给予适当的血管扩张剂,以测试患者对血管扩张剂是否有反应。特发性肺动脉高压(IPAH)、药物和毒物相关性肺动脉高压、遗传性肺动脉高压患者需要进行急性血管反应试验检查。其检查目的是筛选出适合应用钙通道阻滞剂(如氨氯地平、硝苯地平、地尔硫䓬)治疗的患者,这样既降低了治疗费用,也预示这部分患者的预后优于阴性患者。

8.肺动脉高压可以分为哪几类?

临床上将肺动脉高压分为五大类,具体如下:

(1)动脉性肺动脉高压。

(2)左心疾病所致肺动脉高压。

(3)肺部疾病和(或)低氧所致肺动脉高压。

(4)慢性血栓栓塞性肺动脉高压和(或)其他肺动脉阻塞性病变所致肺动脉高压。

(5)未明和(或)多因素所致肺动脉高压。

9.什么是动脉性肺动脉高压?

动脉性肺动脉高压是指肺动脉(主要是肺小动脉)病变所引起的肺血管阻力和肺动脉压力升高。本病在临床上较为少见,但具有较高的致残率和病死率,且无法被彻底治愈。

10.动脉性肺动脉高压分为哪些类型?

动脉性肺动脉高压分为以下类型:

(1)特发性肺动脉高压。

(2)遗传性肺动脉高压。

(3)药物或毒物相关肺动脉高压。

(4)疾病相关的肺动脉高压:①结缔组织疾病;②HIV 感染;③门脉高压;④先天性心脏病;⑤血吸虫病。

(5)对钙离子拮抗剂长期有效的肺动脉高压。

(6)具有明显肺静脉/肺毛细血管受累的肺动脉高压。

(7)新生儿持续性肺动脉高压。

11.哪些因素与发生动脉性肺动脉高压相关?

(1)疾病因素:先天性心脏病、结缔组织病、门脉高压、HIV 感染等。

(2)遗传因素:肺动脉高压家族史、基因突变,儿童应注意遗传代谢性疾病。

(3)药物因素:减肥药物、达沙替尼等。

(4)其他因素:女性习惯流产史等。

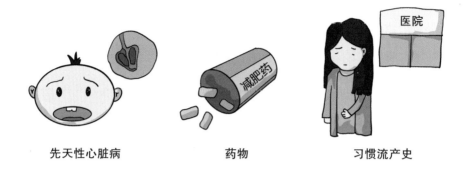

先天性心脏病　　　　　　　药物　　　　　　　习惯流产史

12.哪些人是动脉性肺动脉高压的高风险人群?

先天性心脏病患者、结缔组织病患者(尤其是系统性硬化症患者)、门脉高压患者、HIV 感染者、特发性及遗传性肺动脉高压患者亲属、肺动脉高压相关基因($BMPR2$ 或其他相关基因)突变携带者。

13.动脉性肺动脉高压患者通常需要做哪些检查?

该病患者一般要做心电图、胸部 X 线平片、CT、超声心动图、呼吸功能检查和动脉血气分析、肺通气灌注显像、右心导管检查、睡眠呼吸监测、血液学检查及自身免疫抗体检测等检查。

14.如何评估动脉性肺动脉高压的严重程度?

医生是根据 WHO 心功能分级、6 分钟步行距离、N 末端 B 型利钠肽前体/利钠肽(NT-proBNP/BNP)、右心房压、心指数、混合静脉血氧饱和度进行危险分层以评估患者的病情严重程度,而不是单纯看肺动脉的压力。其中,WHO 心功能分级具体如下:

(1)Ⅰ级:患者体力活动不受限,日常体力活动不会导致呼吸困难、乏力、胸痛或接近晕厥。

(2)Ⅱ级:患者体力活动轻度受限,休息时无不适,但日常活动会出现呼吸困难、乏力、胸痛或接近晕厥。

(3)Ⅲ级:患者体力活动明显受限,休息时无不适,但低于日常活动会出现呼吸困难、乏力、胸痛或接近晕厥。

(4)Ⅳ级:患者不能进行任何体力活动,存在右心衰竭征象,休息时可出现呼吸困难和(或)乏力,任何体力活动均可加重症状。

15.什么是动脉性肺动脉高压的严重程度危险分层?

动脉性肺动脉高压的危险分层分为低危、中危、高危,具体标准如下表:

动脉性肺动脉高压的危险分层

项目	低危	中危	高危
WHO 心功能分级	Ⅰ、Ⅱ级	Ⅲ级	Ⅳ级
6 分钟步行距离	>440 m	165~440 m	<165 m
血浆 NT-proBNP/BNP 水平或右心房压力	BNP<50 ng/L NT-proBNP<300 ng/L 或右心房压力<8 mmHg	BNP 50~300 ng/L NT-proBNP 300~1400 ng/L 或右心房压力 8~14 mmHg	BNP>300 ng/L NT-proBNP>1400 ng/L 或右心房压力>14 mmHg
心脏指数或混合静脉血氧饱和度	心脏指数≥2.5 L/(min·m²)或混合静脉血氧饱和度>65%	心脏指数 2.0~2.4 L/(min·m²)或混合静脉血氧饱和度 60%~65%	心脏指数<2.0 L/(min·m²)或混合静脉血氧饱和度<60%

16.动脉性肺动脉高压要达到什么治疗目标?

动脉性肺动脉高压的治疗目标是尽快使患者实现并维持低风险状态,可改善其运动耐量、提高生活质量、改善右心功能、降低死亡风险,只有这样才能为患者带来长期获益。

17.动脉性肺动脉高压有哪些靶向治疗的药物?

(1)前列环素(IP 受体)激动剂(司来帕格)或前列环素类似物(曲前列尼尔、贝前列素、伊洛前列素)。

(2)内皮素受体拮抗剂(波生坦、安立生坦、马昔腾坦)。

(3)5 型磷酸二酯酶抑制剂(西地那非、他达拉非)。

(4)可溶性鸟苷酸环化酶的激动剂(利奥西呱)。

(5)急性血管反应试验阳性使用钙通道阻滞剂(地尔硫䓬)等药物治疗。

18.动脉性肺动脉高压患者在接受靶向药物治疗后会有哪些不良反应?

不良反应包括头痛、肌肉痛、下颌痛、恶心、呕吐、腹泻、食欲下降、体重减轻、头晕、低血压、皮疹等。患者当出现剧烈头痛、晕厥、严重低血压、严重腹泻时需要及时复诊。事实上,患者无论出现哪种不良反应,只要变得越来越严重,都应该即刻联系医生。

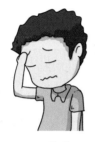 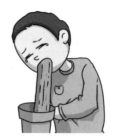 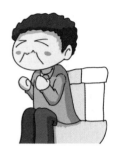

头痛　　　　　　　　　　恶心呕吐　　　　　　　　　　腹泻

19.动脉性肺动脉高压除了靶向药物治疗还有哪些治疗方法?

（1）一般性治疗:包括患者应避孕,不去高海拔地区,尽量不乘坐飞机,避免剧烈运动,进行康复和运动训练,保证社会心理支持,积极预防感染。

（2）支持治疗:包括吸氧,使用利尿剂,口服抗凝剂、铁剂、钙通道阻滞剂、地高辛和其他改善心输出量药物。

（3）手术治疗:可施行房间隔造口术,患者经充分药物治疗后症状没有缓解或恶化,也可考虑肺移植和心肺联合移植。

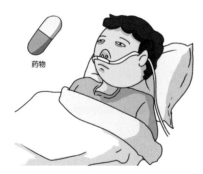 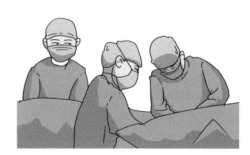

药物治疗与支持治疗　　　　　　　　　　　　　手术治疗

20.动脉性肺动脉高压患者推荐联合治疗吗?

靶向药物的初始联合或序贯联合治疗均可显著减少临床恶化事件的发生,且治疗效果更好,高风险患者可三药联合。除低危患者、老年患者和疑似肺静脉闭塞病或肺毛细血管瘤病等患者,危险分层为中危或高危的患者均推荐联合治疗。

21.动脉性肺动脉高压患者需要长期治疗吗?

该病目前尚无法治愈,患者需按处方剂量进行服药,并且不能自行停药、减药,才有可能获得预期的疾病控制效果,很多患者已经实现长期带病生存。该病属于慢病范畴,其治疗和管理将是一个长期过程,要长期治疗。

另外,患者需要积极接受他人的帮助,如积极配合医护人员治疗,寻求家人朋友的帮助,与病友间交流治疗心得,积极参与了解该病相关知识等,这些均有助于改善疾病预后。

22.动脉性肺动脉高压患者需要定期随访吗?

长期治疗很重要,定期复查也同样重要!病情稳定的动脉性肺动脉高压患者建议每3~6个月复查一次,复查可及时发现病情变化,尽早给予处理以改善症状及右心功能,提高患者生活质量及运动耐量,降低死亡风险。

23.动脉性肺动脉高压患者在生活中有哪些注意事项?

(1)饮食方面应采用低盐、清淡、高营养、易消化的饮食方案。

(2)严格戒烟戒酒。

(3)育龄期女性患者应严格避孕,妊娠患者应被告知妊娠的高风险,并且咨询医生是否应终止妊娠。

(4)保持登梯、步行及上肢的适量运动。

(5)谨慎出行,患者如心功能较差(Ⅲ、Ⅳ级)或动脉血氧分压<60 mmHg时乘坐飞机,应在过程中有氧气支持。

(6)避免前往高海拔(1500 米以上)的地区或低氧环境。

(7)避免呼吸道感染以及负面情绪。

戒烟戒酒

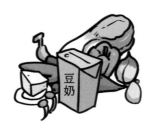

营养饮食

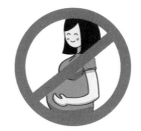

女性患者严格避孕

24.如何治疗左心疾病所致肺动脉高压?

该病的治疗方法以治疗原发的左心疾病为主,包括控制心血管危险因素、药物治疗(如利尿剂、血管紧张素转化酶抑制剂、β受体阻滞剂等)、非药物治疗(瓣膜置换、冠状动脉再灌注治疗、心室再同步化治疗、左心辅助装置、心脏移植等)以及治疗并发症(慢阻肺、睡眠呼吸暂停综合征、肺栓塞等)。目前,不推荐此类患者常规使用靶向药物。

25.如何治疗肺部疾病和(或)低氧所致肺动脉高压?

该病的治疗方法以治疗原发的肺部疾病和(或)低氧为主,推荐长程氧疗,不推荐常规给予靶向药物治疗。该类疾病所致的第三大类肺动脉高压一般导致轻中度肺动脉压力升高,一旦出现肺动脉压力明显升高[平均肺动脉压≥35 mmHg或平均肺动脉压≥25 mmHg伴有低心脏指数<2.0 L/(min·m²)]时,注意排除合并其他疾病的可能,如左心疾病、慢性血栓栓塞性肺动脉高压及动脉性肺动脉高压等。

26.如何治疗未明和(或)多因素所致肺动脉高压?

第五大类肺动脉高压包括血液性疾病、系统性疾病、代谢性疾病及其他罕见疾病,这些疾病引起肺动脉高压的机制复杂,为机制未明和(或)多因素共同作用所致。该病的治疗方法以治疗原发疾病为主,目前不推荐靶向药物,建议转诊到相应的肺动脉高压中心接受治疗。

27.什么是慢性血栓栓塞性肺动脉高压?

慢性血栓栓塞性肺动脉高压是患者经过3个月以上规范抗凝治疗后,影像上证实存在慢性血栓,右心导管检查存在肺动脉高压,并排除其他病变,如血管炎、肺动脉肉瘤、纤维素性纵隔炎等。慢性血栓栓塞性肺动脉高压在肺动脉高压的分类中属于第四大类,是目前唯一有治愈希望的一类肺动脉高压。

患者一经确诊应当转至有治疗经验的中心进行规范化治疗,主要包括基础治疗、手术治疗、介入治疗和靶向药物治疗。

28.慢性血栓栓塞性肺动脉高压的基础治疗包括什么?

该病的基础治疗主要包括长期抗凝治疗、家庭氧疗、改善心功能和康复治疗等。

29.哪些患者适合慢性血栓栓塞性肺动脉高压的手术治疗？

该病的手术治疗主要是行肺动脉血栓内膜剥脱术,是通过对肺动脉近端的机化血栓及内膜进行剥脱,从而解除肺动脉阻塞恢复血流,降低肺动脉压力及阻力,减轻右心后负荷的一种有创手术。该手术技术复杂,需要多学科团队的协作,要在有经验的中心进行。

手术治疗主要适合于肺动脉近端的慢性机化血栓,这个部位的血栓外科手术是可及的。所有确诊的该病的患者均应进行手术评估,能行手术的患者尽量接受手术治疗。对于不适合行手术治疗的患者,可给予介入治疗和靶向药物治疗。

30.什么是慢性血栓栓塞性肺动脉高压的介入治疗？

该病的介入治疗主要是一种利用导丝通过狭窄或闭塞的肺动脉,再进行球囊扩张使狭窄或闭塞的肺动脉开放,改善或恢复肺动脉血流灌注的一种介入手术,也就是经皮肺动脉球囊扩张术。

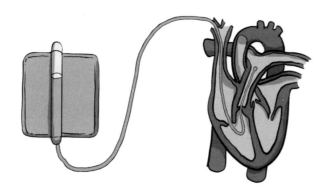

31.什么样的慢性血栓栓塞性肺动脉高压患者适合经皮肺动脉球囊扩张术？

经皮肺动脉球囊扩张术的手术适应证包括无法行外科肺动脉血栓内膜剥脱术或肺动脉血栓内膜剥脱术术后残余或复发肺动脉高压的慢性血栓栓塞性肺动脉高压患者,特别适合血栓部位在较远端的慢性血栓栓塞性肺动脉高压患者。

32.经皮肺动脉球囊扩张术需要做几次?

经皮肺动脉球囊扩张术是一个渐进的过程,受每次操作造影剂负荷和辐射剂量限制,因此需要多次手术治疗(通常是3~6次)。

33.什么样的慢性血栓栓塞性肺动脉高压患者适合药物治疗?

对于不能行肺动脉血栓内膜剥脱术手术、肺动脉血栓内膜剥脱术术后持续或复发的慢性血栓栓塞性肺动脉高压患者,以及经皮肺动脉球囊扩张术术前及术后的联合治疗,均可给予靶向药物治疗。目前,唯一获批该病适应证的靶向治疗药物是利奥西呱,其治疗长期耐受性和安全性良好,可持续改善患者的运动和心功能,其他靶向药物在该病的治疗中也有不同程度的获益。

(王光海　李慧梅)

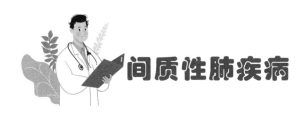

间质性肺疾病

1.出现长期咳嗽和活动后气短的情况难道就是得了间质性肺疾病吗?

有些平日里会咳嗽的患者经常有这样的疑问:"我长期咳嗽,活动后还经常'喘不动气',是不是意味着得了间质性肺疾病?"其实,出现这些症状的人并不一定都是得了间质性肺疾病,还是需要去医院做进一步检查,完善相关辅助检查以排除特殊的感染、肺部的恶性肿瘤、哮喘等慢性呼吸系统疾病,以及相关的心脏疾病。间质性肺疾病,也叫"弥漫性实质性肺疾病"。虽然名字很复杂,但大家可以将肺看作一棵倒置的树,肺泡就是树枝顶端膨大的小"气球",它可以交换氧气和二氧化碳;而间质则是在"树枝"及肺泡外的支持结构,含有可以传输营养物质及代谢废物的血管和淋巴管。当间质及肺泡受损,就意味着大树的枝端大量受损。这种疾病会在胸部CT上呈现双肺的弥漫性病变,而在肺功能等辅助检查中则表现为限制性通气功能障碍伴弥散功能降低,需要临床医生分析检查结果。

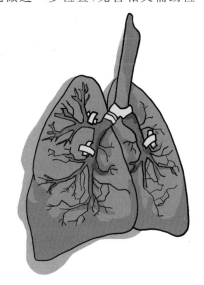

2.为什么会得间质性肺疾病?

间质性肺疾病不是一种疾病,而是一大类疾病,各种已知或未知的原因都可以导致肺间质出现慢性炎症和(或)纤维化,主要包括:

(1)有明确病因的

1)继发于其他系统疾病,如干燥综合征、类风湿性关节炎、系统性红斑狼疮、皮肌炎、干燥综合征等可引起间质性肺疾病。

2）患者因工作接触粉尘而导致该病，如接触煤尘、矽尘、石棉、金属粉尘等，或在生活中接触鸽子、羽绒制品、面粉、发霉的干草、涂料等。

3）感染因素包括病毒、细菌、寄生虫感染等，如普通嗜热放线菌属、嗜热念珠菌等所致的"农民肺""空调肺"等。

4）患者因肺部放射治疗而导致该病，如部分抗肿瘤化疗药物、靶向药物、免疫抑制剂等。

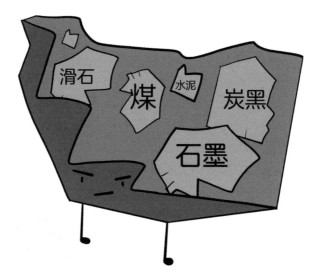

（2）无明确病因的：有些间质性肺疾病不一定能找到明确的病因，可能与吸烟、衰老、环境因素、免疫功能失调、肺泡损伤和修复功能失调、遗传背景等多种因素相关，如特发性间质性肺炎。

3.间质性肺疾病患者一般需要进行哪些检查？

首先，医生会对患者进行肺部的听诊检查。多数间质性肺疾病患者可出现双侧肺基底部瓦尔科（Velcro）啰音，是类似尼龙拉链的声音，偶尔可闻及喘鸣和湿啰音。医生还会询问患者很多关于症状、职业、用药史、吸烟史以及居家环境等相关问题以初步寻找可能的病因。然后，患者需要进行胸部高分辨 CT、抽血化验风湿相关指标及肺功能等检查。其中，胸部高分辨 CT 有利于发现早期病变；肺功能检查多提示为限制性通气功能障碍和弥散量减少；患者通过纤维支气管镜检查、肺活检或外科肺活检提供肺组织进行病理学检查，这也是间质性肺疾病诊断与鉴别诊断的重要手段。

4.胸部 CT 报告显示纤维灶就是肺纤维化吗？

很多患者在看到查体报告后会有这种疑问。其实,肺纤维化和纤维灶是完全不同的两个医学概念,纤维灶是一些陈旧的病灶,有可能是以往的炎症或者非炎症在反复修复过程之后形成的病灶,一般局限在某个部位,在 CT 报告上就被描述为纤维增殖病灶或者纤维灶。

而肺纤维化则是另外一个概念,是正常肺泡组织被纤维化组织代替的过程,可以将纤维化想象成肺泡组织被疤痕包裹,肺部组织逐渐变硬,导致其无法正常交换气体。肺纤维化是具有肺部纤维化特征的疾病,属于间质性肺疾病的一种,既有职业、药物、结缔组织病等已知的原因导致的肺纤维化,也有一些不明原因的特发性间质性肺炎。肺纤维化的患者,因为正常的肺泡组织被替代为没有功能的纤维组织,会出现干咳和越发加重的呼吸困难,在 CT 中会表现为弥漫性的病变。因此,纤维灶不等同于肺纤维化。

5.肺纤维化能被治愈吗？

很多人都称肺纤维化为"不是癌症的癌症",因此一旦确诊为肺纤维化,患者和家属容易出现放弃治疗的想法,其实有些肺纤维化经过积极的治疗是可以控制的。

通常已知原因或早期的肺纤维化,经过积极的病因治疗,可以得到较好的控制。例如,由吸烟、风湿系统疾病以及有害气体造成的肺纤维化,在治愈原发病之后,肺纤维化的症状也能够得到缓解。对于不明原因的肺纤维化,因其无法针对病因进行治疗,所以治疗效果相对较差。不过,特发性纤维化,运用尼达尼布、吡非尼酮等药物或者中医、中药辨证治疗,也能够延缓疾病的进展,提高患者生活质量、增加活动耐力、延长生存期。所以,即使患者被确诊为肺纤维化,也要保持乐观的心态,积极配合医生进行治疗。

健康运动　　　　　　　乐观饮食　　　　　　　中药治疗

6.可以忽视没有症状的间质性肺疾病吗?

很多患者因为没有临床症状,即使 CT 报告提示肺间质性改变,依然不给予重视,这样往往会因为早期未及时干预治疗而出现间质性肺疾病持续进展,并导致一系列的心肺并发症,如肺心病、心衰、肺部感染、肺癌、肺动脉栓塞等。所以,一旦患者被诊断为间质性肺疾病,无论有无临床症状,都应及时就诊,在医生的指导下,进行积极干预,避免或延缓病情继续进展。

7.如何预防间质性肺疾病?

(1)对于在煤矿、棉纺厂、纺织厂以及灰尘环境中工作的人员,要做好个人防护,避免直接暴露在粉尘内。例如,在工作时戴好口罩、穿好工作服,可以避免将粉尘吸入肺内,从而减少或避免间质性肺疾病的职业暴露。

(2)对于过敏性肺炎的易感人群,要尽量避免接触真菌孢子、细菌产物、动物蛋白质、昆虫抗原的有机物尘埃颗粒等刺激性抗原,最好是行相关的变应原检测,明确个人的变应原,以脱离致敏原环境。

(3)一些间质性肺疾病也可以由结缔组织疾病诱发,就像大家比较熟悉的类风湿性关节炎或系统性红斑狼疮等。对于这些疾病引起的间质性肺疾病的患者,需要控制相关的疾病,从而避免病情恶化、避免导致肺部出现损伤。

(4)尽量避免吸烟和被动吸烟,多呼吸新鲜空气。

(5)某些药物可引起间质性肺疾病,如胺碘酮、甲氨蝶呤等药物,所以患者如需长期服用这些药物,要按照医生的建议使用,并定期检查。

(6)保持积极乐观的心态,加强锻炼,提高自身免疫力。

8.间质性肺疾病会遗传吗?

间质性肺疾病种类繁多,包括 200 余种疾病,多数与基因或者家族遗传有关。明确致病基因的占到 2%～5%,如家族性肺纤维化、肺泡蛋白沉积症等。2%～20%肺纤维化患者有家族史,如家族性肺纤维化属于一种常染色体显性遗传病,过敏性肺炎等继发性间质性肺病的发生也存在遗传易感性。但并非所有间质性肺疾病都具有遗传性,且基因和遗传性的间质性肺病发生率也较低,并非为百分百的遗传率。如果家族内有确诊过间质性疾病的情况,但自己并无临床症状时,不用过于恐慌,可以进行早期遗传学咨询,加强监测。

9.间质性肺疾病能被治愈吗?

一般来说,间质性肺疾病是不可被治愈的,它是一种慢性进行性的肺部疾病,患者的生活质量与间质性肺疾病的类别以及是否合并其他肺部疾病有很大关系,且病情发展和预后的个体差异较大。例如,特发性肺纤维化是不可被治愈的,一般存在老年、营养状况差、合并肺癌或肺纤维化等因素的患者预后较差,但是患者可以通过抗纤维化治疗和康复训练等多学科综合治疗以达到延缓病情进展、改善生活质量的目的。

肺疾病患者的常见症状

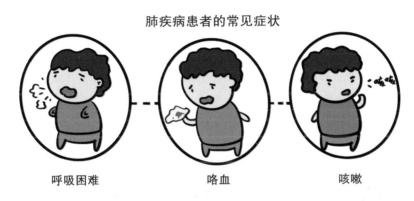

呼吸困难　　　　　咯血　　　　　咳嗽

10.有哪些治疗间质性肺疾病的方法?

间质性肺疾病的治疗方法包括药物治疗(糖皮质激素治疗、抗纤维化治疗、免疫抑制治疗、抗细胞因子与免疫调节治疗、抗凝治疗)、肺康复以及肺移植治疗。其治疗效果因人而异,治疗方案也需要根据患者特点进行制定。近年来,对于吡非尼酮的研究颇多,在特发性肺纤维化患者临床实践研究中表明,采用此药治疗可以有效缓解患者病情发展。另外,酪氨酸激酶抑制剂也被证明可使患者肺功能下降变缓,降低病情加重风险,从而提高患者的生活质量。

11.间质性肺疾病患者在日常生活中有哪些注意事项?

(1)培养健康的生活习惯:戒烟,戒酒;营养均衡的饮食,特别是对于应用糖皮质激素的患者,因为激素有促进食欲、升高血糖的作用,在营养均衡的饮食基础上一定要注意控制食量,避免体重迅速增加、血糖升高等不良反应。对于有反酸、烧心等胃食管反流症状的患者,要注意避免辛辣、刺激、油腻食物和饮用咖啡、酒等,睡前2~3小时内最好不要进食,睡觉时可以把床头垫高或在床垫下放置楔形泡沫垫。

（2）要有舒适的居住环境：环境空气应畅通，同时也需要注意房间的卫生，要经常打扫，避免房间会沾染粉尘、螨虫等，这些都可能会诱发过敏性反应，对于间质性肺炎治疗有一定影响。房间的湿度也要合适，湿度可以保持在 60%～80%。

（3）适度活动：这对于肺功能、身体状态、血糖控制均有好处，但因为患者疾病所限，活动强度应从低到高，循序渐进，以不引起不适感为原则。建议患者进行比较和缓的有氧运动，如步行、打太极拳等。

（4）改善情绪：避免情绪过于焦虑、烦躁、压力过大，这些因素都可能会影响间质性肺炎的治疗。患者在精神上应保持愉快乐观的情绪，对待疾病不要有太大的压力和负担。

（5）积极配合治疗：做好监测，按时复诊；有慢性低氧需要家庭长期氧疗的患者要注意坚持氧疗，做好脉氧饱和度监测；应用药物治疗的患者应遵医嘱定期复查血常规、肝肾功能、电解质、血糖等，做好药物不良反应监测；坚持用药，按医嘱复诊，切勿随便自行减药或停药。

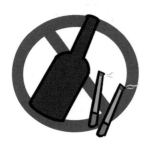
禁烟禁酒

禁喝咖啡

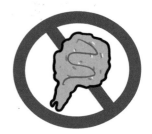
禁吃油腻

（宁康　郭治）

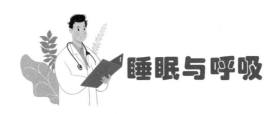

睡眠与呼吸

1.什么是打鼾?

打鼾俗称"打呼噜",一阵阵呼噜声让周围的人难以入睡,甚至让周围的人从睡梦中惊醒。大家经常认为,打鼾对自身的健康无影响。但是,严重的打鼾是睡眠呼吸暂停的临床表现。生活中常见的打鼾多为阻塞性睡眠呼吸暂停低通气综合征的表现,100人中就大约有3人患有此病。成年患者的临床表现除了打鼾之外,通常伴有憋气、白天昏昏欲睡、张着嘴呼吸、夜间起夜次数多等;儿童患者会表现为睡眠过程中不安,白天好动、注意力不集中等。

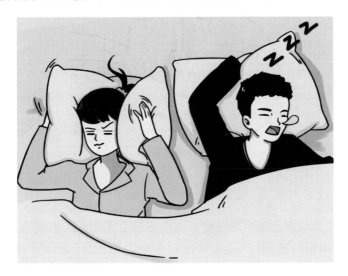

2.人为什么会打鼾?

这是因为人们在睡着以后,身体处于放松状态,舌头会不由自主地后坠,且在平躺时舌头后坠更为严重,呼吸道周围的肌肉也会处于放松状态,从而使得呼吸道变窄。气流通过变窄的呼吸道时,会加速冲击呼吸道,于是就产生了鼾声。这时呼吸道就如同哨子一般,气体通过狭窄的部分,就如同吹哨子,会发出声音。当患者有肥胖、扁桃体肥大、软腭肥大、舌头肥大、鼻中隔偏曲和鼻内息肉时,会加重呼吸道狭窄的情况,这时候打鼾现象会更明显。

3.打鼾有什么危害?

如果大家有鼾声响亮并且有呼吸暂停的情况,这说明在睡觉过程中出现了短暂的"窒息",就仿佛被人捂住嘴和鼻子,这种打鼾被称为阻塞性睡眠呼吸暂停综合征(OSAHS),是一种常见的疾病。打鼾者的呼吸道比正常人狭窄,严重时睡眠过程中气道可以完全阻塞,发生呼吸暂停。这时候外界的空气不能进入肺部,人体必需的氧气没法吸入,体内产生的二氧化碳也没法排出到外界。久而久之,反复发生,就会导致一系列疾病的发生,如高血压、心脏病、心律失常、脑血管意外、糖尿病、肾病、甲状腺机能减退等,最严重的是发生睡眠中的猝死!

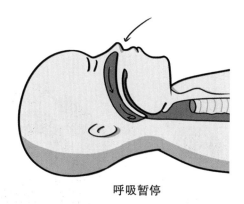

呼吸暂停

4.儿童打鼾时需要就医吗?

打鼾是儿童阻塞性睡眠呼吸暂停综合征最主要的临床表现,此外还有白天不容易叫醒、叫醒又继续睡觉、反复的憋气胸闷等症状,并可导致注意力不集中、心理发育障碍、记忆力下降、语言表达能力欠佳、对周围事物的感觉较慢、运动协调能力较同龄孩子差,甚至可能造成儿童成长发育迟缓。扁桃体、腺样体肥大以及肥胖是儿童出现阻塞性睡眠呼吸暂停综合征的主要原因。如果家长发现自己的孩子有以上表现,应带孩子及早就医、及早治疗。

5.哪类打鼾人群一定要去医院治疗?

鼾声响亮且伴有呼吸暂停的人一定要到医院治疗,他们看似睡得香,实则睡眠质量很差,身体在睡觉过程中得不到充分的休息,睡醒后依然觉得乏力疲惫,经常早上起来后感到头晕、头痛、口干、咽喉痛,还会出现白天仍然想继续睡觉、记忆力较之前减退的典型症状。鼾声除了影响自己和他人的睡眠质量外,反复的呼吸暂停会使人体内的氧气不足,二氧化碳在体内蓄积从而导致心脏"动力"不足,严重者甚至会在睡眠中猝死! 目前,打鼾引起的呼吸暂停已经成为高血压和心脑血管疾病的第三大危险诱发因素,并且如果一个人的呼吸暂停次数发生越多,诱发疾病的危险性就越大。阻塞性睡眠呼吸暂停综合征还与代谢性疾病,如糖尿病、非酒精性脂肪肝、甲状腺功能减退症等均存在一定的相关性。

6.打鼾的患者该去哪个科室就诊?

如果发现自己或者家人在睡眠时经常打鼾且伴有呼吸暂停,应该及时就医,一般经过医生治疗后,睡眠质量会得到明显改善。睡眠呼吸暂停综合征属于呼吸系统疾病,挂号的时候首选呼吸科。另外,最近几年很多大型三甲医院会开设睡眠呼吸科或者睡眠呼吸障碍门诊,使得患者就诊更为方便。

7.如何治疗打鼾?

推荐所有超重的阻塞性睡眠呼吸暂停患者[体重指数(BMI)$\geq 23 \ kg/m^2$,BMI=体重(kg)÷身高的平方(m^2)]进行减肥。推荐阻塞性睡眠呼吸暂停患者戒烟、戒酒、慎用与镇静催眠有关的药物。建议该病患者侧躺着睡觉、适当地抬高床头和避免日间过度劳累并熬夜。中重度睡眠呼吸暂停患者首选持续气道正压通气(CPAP)治疗。CPAP 装置通过佩戴的鼻罩或面罩向气道输送压力,撑开上呼吸道,以防止吸气时气道塌陷。CPAP 治疗应在专业医务人员的指导下进行。医务人员应协助患者进行装置佩戴及相关调试,确保患者在家中能够进行正确的治疗。一般要求患者每周至少使用 5 晚,每晚至少使用 4 小时。在日常生活中,患者需对呼吸机进行日常维护和保养,保持其清洁与卫生,以避免细菌滋生。良好的 CPAP 治疗可明显改善患者白天嗜睡、疲劳等症状,提高其生活质量。对于无法耐受 CPAP 治疗的患者,可考虑口腔矫治器、外科手术等。口腔矫治器对轻至中度睡眠呼吸暂停患者可能有效。外科手术包括多种手术形式,需要外科医生经过严格的术前评估,明确有无手术适应证及禁忌证,与患者讨论后共同决定,但对睡眠呼吸暂停患者术后的长期疗效有待进一步验证。

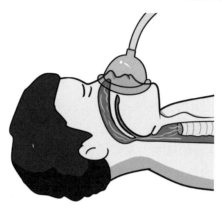

CPAP治疗

8.打鼾一定是睡眠呼吸暂停吗?

不一定,打鼾并非睡眠呼吸暂停所特有的表现。有些人可能仅有打鼾,但并不符合睡眠呼吸暂停的诊断标准(如良性打鼾)。怀疑有睡眠呼吸暂停的患者,应当及时去医院就诊。睡眠呼吸暂停诊断的"金标准"为多导睡眠监测。多导睡眠监测是在全夜睡眠过程中,通过在身体上连接监测仪器,连续并同步地描记脑电图、心电图等10余项指标。一般,医生会要求患者在睡眠中心经过一晚的多导睡眠检查,由医务人员对相关数据进行分析,明确诊断,并评估疾病的严重程度。患者也能通过便携式睡眠监测系统在家检查,后续由医务人员进行分析诊断。

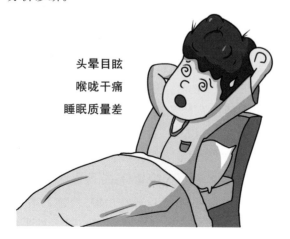

头晕目眩
喉咙干痛
睡眠质量差

还有一点需要注意,不是所有的睡眠呼吸暂停患者都有打鼾,打鼾仅发生于一半左右的睡眠呼吸暂停患者中。实际上,睡眠呼吸暂停有多种临床表现形式,最常见的症状为白天过度嗜睡或疲劳感,患者常抱怨容易打瞌睡,有些患者甚至连开车也会打瞌睡,其他常见的症状还包括频繁夜尿、夜间胃食管反流、晨起头痛等。如果发生上述症状,也有可能是夜间发生了睡眠呼吸暂停。

9.如何判断自己是否可能患有睡眠呼吸暂停综合征?

患者可以通过睡眠呼吸暂停筛查测试来进行自我检测,判断是否有睡眠呼吸暂停的倾向。该测试包含以下内容:

(1)打鼾:是否打鼾声音比说话声音还大。

(2)疲倦:是否白天疲倦、困倦。

(3)观察:是否有停止呼吸、窒息、喘气的现象。

(4)压力:是否有高血压。

(5)体重指数:是否大于 35。

(6)颈围:男性是否大于 43 厘米,女性是否大于 40 厘米。

(7)性别:是否男性。

注:每一个回答为"是"代表 1 分;总分≥3 分,则表示存在睡眠呼吸暂停显著风险,建议去医院就诊。

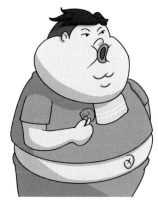

呼吸暂停易发生在肥胖人群

10.有哪些危险因素会导致睡眠呼吸暂停?

(1)肥胖:最重要的危险因素,大部分睡眠呼吸暂停的患者都为肥胖人群。

(2)年龄:随年龄增长,该病的患病率会增加,但 70 岁以后趋于稳定。

(3)性别:女性绝经前发病率显著低于男性。

(4)上气道解剖异常:睡眠呼吸暂停患者往往都有小下巴,此外还包括鼻腔阻塞(鼻中隔偏曲,鼻甲肥大,鼻息肉,鼻部肿瘤等)、扁桃体肥大、软腭松弛、腭垂过长或过粗、咽腔狭窄、眼部肿瘤、咽腔黏膜肥厚、舌体肥大、舌根后坠等。

(5)遗传因素:患者的亲属具有睡眠呼吸暂停史。

(6)生活习惯:长期大量饮酒、吸烟和(或)服用镇静、催眠或肌肉松弛类药物。

(7)其他疾病:甲状腺功能减退、肢端肥大症、心功能不全、脑卒中、胃食管反流及神经肌肉疾病等。

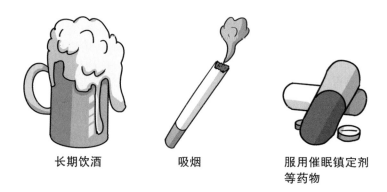

长期饮酒　　　　吸烟　　　　服用催眠镇定剂
　　　　　　　　　　　　　　　　等药物

11.睡眠呼吸暂停对健康有哪些危害?

睡眠呼吸暂停是一种全身性的疾病,可影响人体心、肺、脑等多个系统的健康。患者在睡眠过程中容易发生氧气缺乏和二氧化碳无法正常排出的情况,进而引发一些管控身体的自主神经活性改变、代谢产物堆积等多种病理现象,导致多种并发症的出现,可明显增加多种疾病的患病风险,其中包括高血压、冠心病、糖尿病、心肌梗死、中风等心脑血管事件,还包括恶性肿瘤、甲状腺功能减退症、神经变性疾病等。

12.睡眠呼吸暂停的发病率高吗?

在欧美等发达国家,睡眠呼吸暂停的成人患病率为2%～4%;我国多家医院的流行病学调查显示,睡眠呼吸暂停的患病率为3.5%～4.8%。男性患者数是女性的2～4倍,男性发病率明显高于女性,但是绝经期后女性的患病率明显升高。老年人睡眠呼吸暂停的发生率增加,这与老年人掌管人体呼吸活动的肌肉力量减弱、肌肉松弛有关。

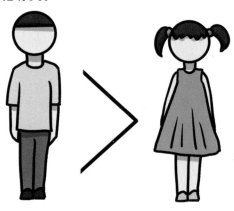

男性患者数是女性的2～4倍

13.什么是睡眠呼吸监测?

睡眠呼吸监测是睡眠状态下对患者神经、呼吸、心血管等多系统变化的观察,以满足对睡眠呼吸疾病的临床诊断、疗效评价的需要。前文提到的多导睡眠监测系统是睡眠呼吸监测的重要监测手段,简易的便携式睡眠监测仪也在临床上得到广泛的应用,可以全面评估患者脑电图、心电图、肌电图、呼吸节律、血氧饱和度等指标的变化情况。

14.哪些人群需要做睡眠呼吸监测?

(1)夜间睡眠打鼾且伴有呼吸暂停的人。

(2)有夜间哮喘、夜间憋醒、经常性失眠等睡眠疾病的人。

(3)白天嗜睡、白天低氧血症或红细胞增多症的人。

(4)有原因不明的夜间心律失常、夜间心绞痛、清晨高血压的人。

(5)需要评价各种治疗手段对睡眠呼吸暂停的治疗效果的人。

(6)需要排除其他睡眠障碍性疾病的人。

15.哪些人不能做睡眠呼吸监测?

(1)有严重的呼吸及心血管疾病的人,如有呼吸衰竭、心力衰竭、心律失常者,应待病情稳定后再进行睡眠呼吸监测。

(2)急性心肌梗死的患者应待病情稳定后再进行睡眠呼吸监测。

16.睡眠呼吸暂停患者在饮食上有哪些注意事项?

(1)尽量清淡饮食:睡眠呼吸暂停患者大都比较肥胖,因此减肥是重中之重。清淡饮食可以帮助患者减轻体重。患者应采用低热量的饮食方式,减少高脂肪、高胆固醇、高热量食物的摄入。值得注意的是,热量控制要逐渐降低,不可骤然降至最低安全水平以下,以免引起身体不适。

(2)饮食合理搭配:睡眠呼吸暂停患者要保证饮食多样化,均衡饮食有利于疾病的恢复,也有利于各种营养物质的摄入。

(3)多吃水果蔬菜:膳食纤维能增加饱腹感,促进胃肠道蠕动和新陈代谢,患者可以适当增加新鲜蔬菜水果的摄入量,以帮助减轻体重,缓解打鼾的症状。

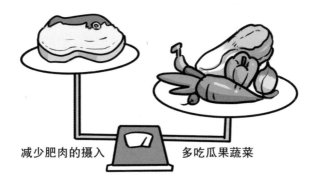

减少肥肉的摄入　　　　多吃瓜果蔬菜

（耿赫）

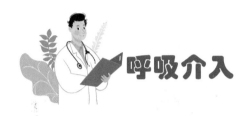

1.气管镜能用来做什么？

气管镜从发明之初一路走来，从硬质气管镜、支气管镜发展到纤维支气管镜、电子支气管镜，再到如今拥有各种特殊功能的气管镜，如荧光支气管镜、共聚焦气管镜、超声支气管镜等，同时衍生出多种多样的气管镜配套工具，如活检钳、毛刷、二氧化碳冷冻、激光、氩气、光动力等数不胜数。那这么多的镜子、这么多的工具都能用来做什么呢？

气管、支气管及分支的叶、段支气管等组成支气管树，从外观看就像一棵倒立的大树，主干是气管，各个支气管分支组成大树的枝干，这些枝干内的情况通过常规查体是不能直观看清楚的。不过，有了气管镜这个工具，医生就能通过鼻腔或者口腔将气管镜置入，这样就能一目了然地观察气管、支气管内有无病变，且配合各种工具，可以完成疾病诊断、治疗等多种任务，如标本取样、肿瘤治疗、止血、肺泡灌洗等，适应证涵盖肺部感染、肺部肿瘤、不明原因咯血、不明原因咳嗽、肺不张、外伤等大部分呼吸道疾病。此外，气管镜具有创伤小、见效快的优点，给临床医生提供了很大帮助。有个真实的例子，一名患者持续咳嗽、胸闷了很久，使用输液、服药等疗法也不见好转，还误以为自己得了肿瘤，最后做了气管镜才发现原来是吸入了异物，气管里卡了一个鸡骨头。取出异物之后，患者很快就康复出院了，这就是气管镜的妙用。

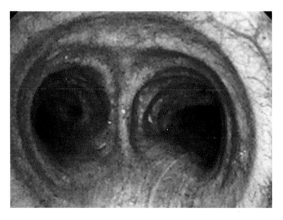

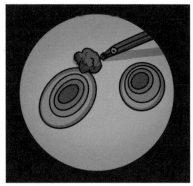

取组织样本

2.做气管镜检查会疼吗?

硬质气管镜由于其自身特点,要求患者必须进行全身麻醉,所以患者是没有自主感觉的。

软质气管镜通常从被检查者的鼻腔经口咽部、声门进入气管。一般来说,如果没有结构异常如鼻甲肥大、鼻腔异常狭窄、口咽部畸形等问题,气管镜进入时患者并不会感觉疼痛,但进入口咽部时会有刺激感,随之产生恶心等不适症状。术前给予患者局部喷洒麻醉剂或全身镇静,会减少这种不适感。进入声门后,气管镜在操作过程中不可避免会碰触气管及支气管黏膜,气管由迷走神经及交感神经干的分支支配。交感神经的节前纤维来自脊髓的上胸段侧角神经

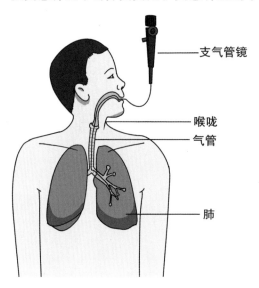

支气管镜

喉咙

气管

肺

元,副交感神经的节前纤维来自迷走神经背核,经迷走神经喉返神经发出气管支分布到气管。在气管上交感和副交感神经相互交织成疏网状的神经丛分两层,并分别位于外膜及黏膜下层中。交感神经和副交感神经是属于人体的自主神经,可以同时支配内脏神经功能。一般交感神经兴奋时会引起机体耗能增加,使器官活动增强,如心跳加快、血压升高、呼吸加快等。而副交感神经兴奋时它的功能和交感神经相

反,会抑制机体损耗能量,使心率变慢,血压下降,呼吸减慢等。两者相互协调,相互拮抗,以促进各个器官系统的正常运行,从而稳定生命体征。但这两种神经中均不含有痛觉纤维,因此气管镜检查不会引起疼痛,但可能会出现心率、血压的变化。

3.哮喘患者可以做气管镜检查吗?

哮喘患者做气管镜时存在一定的风险,因为做气管镜时可能诱发哮喘急性发作。但是当哮喘患者合并气管内异物、气管内肿瘤、气管内痰液分泌物较多、支气管内膜结核、长期不明原因慢性咳嗽等症状时是需要进行气管镜检查的。不建议患者在哮喘急性发作或哮喘未控制的状态下行气管镜检查,建议患者在气管镜检查前找专业医生慎重评估,完善血常规、凝血、乙肝、心电图、肺功能等检查,酌情给予药物处理后行气管镜检查。术后加强监护,必要时再给予上述药物加强平喘治疗。

4.慢性咳嗽的患者需要做气管镜检查吗?

咳嗽通常按照时间分为三类:急性咳嗽、亚急性咳嗽和慢性咳嗽。慢性咳嗽通常是指持续咳嗽8周以上。慢性咳嗽病因众多,通常根据胸部X线检查有无异常分为两类:一类胸部有明确病变者,如肺炎、肺结核、支气管肺癌等;另一类为胸部无明显异常者,这类咳嗽病因复杂,包括鼻后滴流综合征、咳嗽变异性哮喘、嗜酸性粒细胞支气管炎、胃食管反流、变应性咳嗽等,应根据不同的病因咨询医生酌情考虑行气管镜检查。当慢性咳嗽患者胸部影像学检查有异常,考虑气管-支气管结核、肺癌、异物等原因时,建议经专科医生评估后再行气管镜检查。

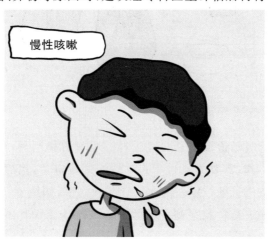

5.支气管镜肺泡灌洗有什么作用?

支气管肺泡灌洗术是指通过支气管镜灌洗通道,向病变部位(包括炎症、肿瘤等)注入无菌生理盐水,并进行反复注入、回收的一项技术。那支气管镜肺泡灌洗有什么作用呢?

回收的肺泡灌洗液可进行细胞学、病理学、生化学、酶学和免疫学等一系列的检测和分析,如果怀疑肺部病变为感染,可以对回收的灌洗液进行病原微生物培养或基因测序,通过培养或基因测序结果精准判断寻找致病菌,为精准消炎治疗打下坚实的基础;也可以通过灌洗,对局部注入较多生理盐水,吸出气道内分泌物,达到治疗的目的。如果怀疑病变为肺癌,可以通过回收灌洗液,查找癌症细胞,达到诊断的目的。还有某些特殊疾病,可通过将回收的灌洗液进行特殊免疫学染色,确诊肺泡蛋白沉积,并且灌洗液可以同时给此类患者"洗肺",达到治疗的目的。

综上所述,支气管肺泡灌洗术可应用于感染性疾病、肿瘤疾病及某些特殊疾病等的诊断和局部治疗。

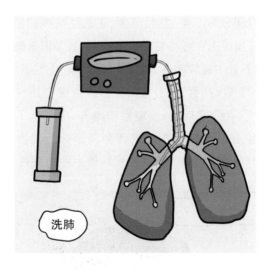

6.什么是经支气管镜针吸活检术?

经支气管镜针吸活检术就是穿刺针通过支气管镜引导,到达病变部位(但病灶在管腔内看不到,需要先通过 CT 对病灶进行定位,然后再进行穿刺),穿透病变所邻近的支气管壁,对气管、支气管腔外病变,如结节、肿块、肿大的淋巴结以及肺部的病灶进行针刺穿刺、吸引,获取细胞或组织标本进行细胞学和病理学检查的一项技术。从定义上看,这项技术最主要应用于紧贴管径比较大的气管、支气管周围病灶,且病灶在管腔内不可见,不能直接取活检做定性诊断。通过这项穿刺技术,可以对气道腔外但紧贴气管、支气管壁的淋巴结进行穿刺取得标本,也可以获取外部的肿瘤压迫支气管的病变标本。当然,对支气管管腔内可见病灶,直接活检有大出血风险,也可对病灶进行直接穿刺,取得标本。

7.不小心将异物呛入气管里了该怎么办?

在日常生活中,多种不同性质的异物可以呛入气管,其中最常见的是食物。如果在吃饭时大笑、说话,食物就可能呛入气管,出现呛咳。呛咳是异物刺激气道引起的反射性咳嗽,具有保护作用,避免异物滞留在气管中。大部分情况下异物可经咳嗽被排出,少部分情况不能咳出。各式各样的异物,如鸡骨头、干辣椒皮、脱落的假牙、鱼刺、笔帽等,都可能被呛入气道,若不能咳出,就需要去医院就诊。如异物较大,卡顿于咽喉部(嗓子眼),可有立即窒息死亡的风险。

如果呛入异物后患者还可以咳嗽,也可以发声说话,说明气道没有被完全堵塞。若患者无法通过咳嗽把异物排出,可以采取海姆立克法进行急救,同时马上拨打"120"急救电话,并向专业医疗机构寻求帮助。

如果进入气管的异物经咳嗽后未能咳出,患者会根据异物的大小、硬度、形状以及阻留于气管的部位不同而产生不同的症状。如果较小尖锐的异物嵌顿于喉头,除有呼吸困难之外还有喉鸣,大部分有声音嘶哑,会有疼痛或者是咯血的现象。部分异物在气道可存在数月或数年,甚至会被误诊为肿瘤等疾病。

患者在怀疑有异物误吸入气道时,可去医院呼吸内科、耳鼻喉科或急诊科就诊,并行气管镜检查。支气管镜检查能直接观察到因异物刺激而产生的肉芽组织,可以明确异物性质、大小、嵌顿位置,结合胸部 CT 检查,明确与周边组织(尤其是重要结构如主动脉、肺动脉等)的关系。所以在气管镜下将异物取出是安全高效的方法。如果异物嵌顿时间已经很长了,则长期的异物刺激会造成局部肉芽增生,使异物被肉芽包裹,增加了取出的难度,这种情况下可以选择气管镜下激光、冷冻等方式,把肉芽局部消融后,再将异物取出。少数情况下气管镜不能取出的异物,就需要通过手术来取出异物。

8.呼吸内镜介入可以治疗肺气肿吗?

肺气肿常见于中老年男性,多有长期大量吸烟史,主要表现为活动后气急、气短,尤其是上坡、爬楼时,活动能力下降,日常生活能力受到限制,影响患者生活质量。肺气肿发生后,目前尚没有治疗方法可使其逆转,患者的肺功能会逐年下降。

目前,肺气肿可以通过吸入 β_2 受体激动剂、M胆碱受体拮抗剂等药物治疗,可改善活动后气急、气短症状,改善活动能力。除了药物治疗外,还可采取包括肺大泡切除、肺减容术、肺移植等外科手术方法,但因外科手术造成的死亡率较高,所以并没有广泛应用。呼吸内镜介入在肺气肿的治疗中的作用逐渐引起了医生和患者的重视。支气管镜肺减容术,包括单向活瓣肺减容、生物肺减容、热蒸汽消融减容、镍钛线圈减容等。其中,临床实践中应用最多、较成熟的是单向活瓣肺减容术。

并不所有肺气肿患者都适合单向活瓣肺减容术,医生需要选择适合的对象,提高手术成功率。一般,单向活瓣减容术适合于非均质肺气肿患者。

9.电子支气管镜检查有哪些麻醉方式?

(1)全身麻醉:简称"全麻",必须在麻醉医师协助下进行,需给予气管插管或将喉罩置入喉部(声门以上),患者将接受呼吸机机械通气。患者在检查过程中没有任何意识,并且操作后患者对整个检查治疗过程有遗忘。全身麻醉可以使患者气道处于低应激状态,医生可以进行长时间治疗操作,患者舒适度最好。但需要一定的复苏时间,术后患者可能会出现一段时间的咽喉部不适感,且对于存在心脑血管疾病的患者具有一定的风险。

(2)镇静麻醉:主要通过静脉注射一些镇静或镇痛药物,进一步降低患者应激反应,通常配合雾化局部麻醉使用。

(3)局部麻醉:即在口鼻部位做雾化吸入或局部喷洒麻醉药物。通过给容易引起患者咳嗽的气道敏感部位喷洒局麻药物,实现短时间内减轻气道反应的目的。操作时患者处于清醒状态,有一定痛苦,需要患者给予一定程度的主动配合。

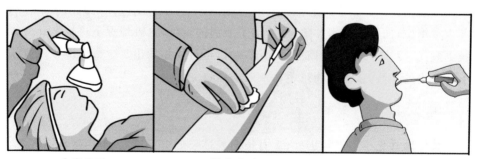

全身麻醉　　　　　　　镇定麻醉　　　　　　　局部麻醉

10.什么是内科胸腔镜检查?

内科胸腔镜是针对不明原因胸腔积液的一项内科微创检查,主要适用于抽取胸腔积液后仍无法明确胸腔积液病因的患者,在患者局部麻醉或辅助镇静、全身麻醉下均可开展,并且全身麻醉(镇静)的风险小于电子支气管镜。医生通过单一孔道置入胸腔镜观察胸膜的病变情况,切口约1厘米。如观察到异常情况,医生可通过胸腔镜进行胸膜活检留取组织病理学检查,协助明确病变性质。患者在检查后需放置引流管引流胸膜腔内的残余气体。

(陈峰 季翔 郭治 陈方方 王超 高明霞 张健)

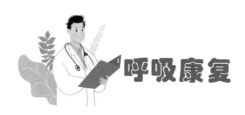

呼吸康复

1.什么是呼吸康复?

有些人会在快步走或者爬坡时喘不过来气,或是比同龄人走得慢,还有些人会发现自己随着年龄的增长对日常劳动越来越力不从心。不要紧,让呼吸康复来帮大家打败生活中不如意的小插曲。呼吸康复是基于对患者全面的评估,为患者提供专属于自身的运动锻炼建议,能帮助患者提高生活质量,改善身心状态。长期坚持健康的生活方式不但可以使患者获得良好生活的信心与能力,更能帮助患者从内心真正爱上生活,享受生活。

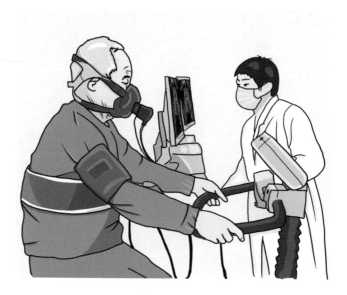

2.哪些人群不适合进行呼吸康复?

近期出现了不稳定型心绞痛、心律失常、不稳定骨折、传染性疾病者,有自我伤害或伤害他人风险的不稳定精神疾病者,有严重的认知障碍、进行性神经肌肉疾病、无法纠正的重度贫血、无法改善的严重视力障碍者，是不太适合进行呼吸康复的！

3.患者进行呼吸康复前需要做什么准备？

呼吸康复需在专业人员评估后进行，患者需要将近期和过去出现的呼吸系统的症状详细且真实地告诉医生。医生会对患者进行查体，有时还需要进行影像学、心电图、肺功能等检查，6分钟步行试验等体能测试，以及肌力、吞咽功能的评估。

4.呼吸康复包括哪些内容？

呼吸康复中最重要的是有氧运动训练，包括步行、跑步、爬楼梯、做平板运动、骑自行车、游泳、做呼吸操等；另外，借助哑铃或者弹力带等器械进行抗阻力训练可以提高运动耐力，进行太极拳、八段锦、弹力绷带练习可提升柔韧性。此外，大家还可以进行缩唇呼吸、腹式呼吸、全身呼吸操、呼吸训练器练习等。所以，呼吸康复的方式是不是很丰富呀！

其实，在呼吸康复的道路上，医生只是领路人，所谓"师父领进门，修行在个人"。医生只能为患者提供日常生活指导，更重要的还是患者的自我管理，将医生的指导和建议付诸实践。

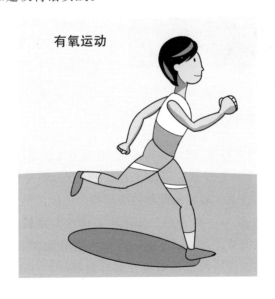

有氧运动

5.如何进行步行训练？

步行训练可通过 6 分钟步行试验系统得出运动处方，最少每周执行 3～5 次，每次 20～60 分钟，持续 4～12 周。步行试验过程中医生会监测患者的心率、血压、血氧饱和度等，如果有不适宜运动的情况，医生也会及时告知患者，所以试验过程是绝对安全的。有了运动处方后，最重要的还是患者要根据运动处方的建议，坚持每天的锻炼！

6.如何进行抗阻训练？

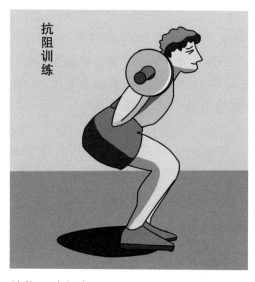

抗阻训练是帮助患者通过对抗阻力的方式，锻炼肌肉力量。人体的肌肉，越用越灵活，越用越好用。就如机器年久失修会报废一样，若人的肌肉力量减弱了，身体也同样会"报废"。抗阻训练能有效地提高肌肉适能，加强外周肌肉力量，维持和改善骨密度，提高运动的耐力，改善患者的生活质量。

推荐患者使用哑铃或弹力带进行抗阻力训练，频率为每周至少 2～3 次或隔天 1 次。这样大家的肌肉就能运动起来了！

7.如何进行体位引流？

如果患者近期咳痰很多，痰液又很黏稠，很费力才能把痰咳出，那就需要体位引流了。体位引流就是根据肺部解剖构造的特点，将身体摆放成一定的体位，借助重力作用促使支气管及肺深部的痰液排出。体位引流每天可进行 3～4 次，每种体位需要维持 20～30 分钟。如果患者体内痰液较多且能耐受体位引流，也可适当增加时间或增加引流次数。一般患者在夜间咳嗽的次数较少，会使痰液潴留，所以在清晨进行体位引流并结合胸部的拍打，可以取得更好的效果。如果患者还在为痰液咳不出而烦恼，那就快快试试体位引流吧！

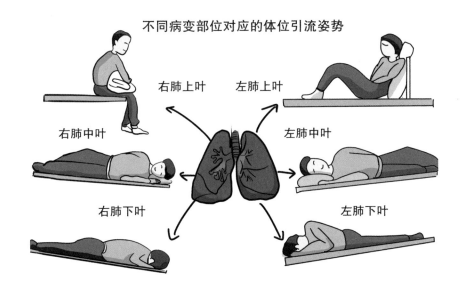

不同病变部位对应的体位引流姿势

右肺上叶　左肺上叶
右肺中叶　左肺中叶
右肺下叶　左肺下叶

8.什么是手法治疗?

手法治疗是用手在胸壁拍打,并通过胸壁向肺部传送拍打的振动波,帮助患者刺激咳嗽,促进痰液排出。不过,手法治疗只能由专业人员进行哦!

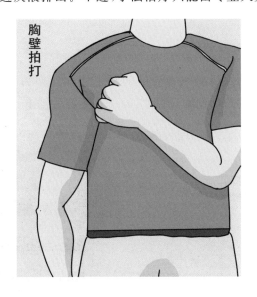

胸壁拍打

9.如何进行主动循环呼吸治疗?

第一步:平静呼吸。

第二步:缓慢深吸气,吸气末屏气 3 秒后,放松,重复 3～4 次,然后平静呼吸3～4 次。

第三步:用力呼气,保持嘴和声门开放。

10.如何进行自主引流?

第一步:用腹肌力量呼吸,先吸气,再屏气 3 秒,之后呼气,最后进行正常呼吸,重复 3～4 次,有痰或者有痰鸣音时,进入第二步。

第二步:正常呼吸,先吸气,再屏气 3 秒,后呼气,重复 3～4 次,痰更多或者痰鸣音更大时,进入第三步。

第三步:缓慢深吸气,先吸气,再屏气 3 秒,之后哈气至少重复 3 次,最后用哈气或者咳嗽排痰。

11.什么是呼气正压治疗和振荡呼气正压治疗?

呼气正压是增加患者呼吸时的压力,在呼气时产生 10～20 cmH₂O 的压力来维持呼吸稳定,改善呼吸不畅的状况。此外,该方法还可以帮助患者排出痰液。振荡呼气正压是在呼气正压基础上再添加 6～26 赫兹的气道内振动,这样患者的痰液就更容易排出了。

12.什么是高频胸壁振荡?

高频胸壁振荡是用机器在患者的胸壁上增加频率为 5～25 赫兹的振动。振荡气流可改变痰液的黏稠度,使患者的痰液更容易排出。

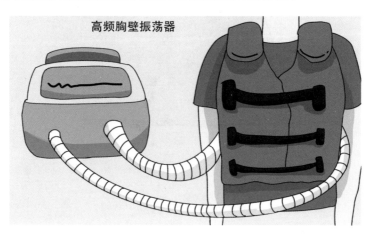

高频胸壁振荡器

13.如何进行吸气肌训练?

如果患者担心运动锻炼时会出现喘不上气的情况,那就试试呼吸训练来实现呼吸康复吧!呼吸训练可提高肺活量和呼吸功能,适用于呼吸困难的人群,训练的方式有缩唇呼吸、腹式呼吸。

缩唇呼吸方法:用鼻子吸气,然后通过缩唇(吹口哨样),缓慢将气体呼出。吸气和呼气的比例在 1:2~1:3,吸气时心里默数 1、2、3,呼气时心里默数 1、2、3、4、5、6。

腹式呼吸可增强膈肌的肌力和活动度,从而增加肺泡通气量,改善通气功能,缓解症状。腹式呼吸方法:吸气时让腹部突起,吐气时腹部凹入的呼吸法;取立位、坐位或仰卧位,放松全身;右手放在腹部肚脐,左手放胸部。吸气时,最大限度地向外扩张腹部,呼气时,最大限度地向内收缩腹部;一呼一吸掌握在 15秒左右,即深吸气(鼓起肚子)3~5 秒,屏息 1 秒,然后慢呼气(回缩肚子)3~5秒,屏息 1 秒。

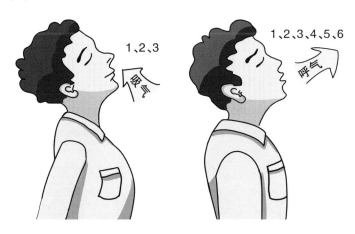

14.什么是呼吸支持技术?

呼吸支持技术包括长期家庭氧疗、经鼻高流量氧疗和无创正压通气。

(1)长期家庭氧疗:其目标是Ⅰ型呼吸衰竭的患者血氧饱和度维持在 90%~94%,Ⅱ型呼吸衰竭的患者血氧饱和度维持在 88%~92%。如果患者在运动肺康复的过程中血氧饱和度低于 90%,建议在运动中吸氧,这样运动起来会更舒服,也更有利于肺康复。

(2)经鼻高流量氧疗:低氧血症和慢性呼吸衰竭患者,可使用经鼻高流量氧疗。它可以降低体内的二氧化碳分压的水平,改善生活质量,让患者尽可能少住院。另外,患者在运动时也要注意使用经鼻高流量氧疗,防止意外发生。

(3)无创正压通气:适用于Ⅱ型呼吸衰竭的慢性阻塞性肺患者及合并有阻塞性睡眠呼吸暂停低通气的患者。它不但可以提高患者的运动耐力,还可以提升其生活质量,是患者必不可少的"好帮手"。

15.患者要想呼吸更顺畅,饮食上应该注意什么?

充足的营养也是实现肺康复的重要一环。推荐营养不良的患者每天摄入达到30千卡/千克能量和1.2克/千克蛋白质,增加体重的能量摄入达到45千卡/(千克・天)。营养不良患者的呼吸肌力量的改善与体重增加超过2千克有关。所以一定要注意补充营养哦!

16.为了让肺康复达到最好的效果,患者在日常生活中需要注意什么?

患者要戒烟,并保持乐观的情绪和均衡的营养;还要坚持日常的锻炼,以及在呼吸道症状加重时,能尽快就医或进行自我管理。

患者要遵循医嘱,并对吃什么药、吃多少做到心中有数,尤其是对吸入的药物,要掌握正确的吸入方法以保证治疗效果。

个性化的治疗方案加上患者自身强大的执行力,一定会让肺康复得到最好的效果。

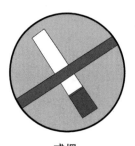
戒烟

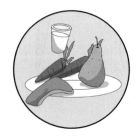
营养均衡

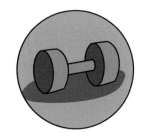
日常锻炼

(郭红喜　董雪丽)

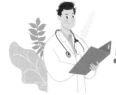

与呼吸疾病有关的重症监护

1.什么是重症医学科？

重症医学科也就是大家常说的 ICU，对大多数人来说是陌生而又神秘的存在。在 2003 年非典型肺炎（SARS）肆虐前可能大部分人都没有听说过重症医学，当时为了抢救患非典型肺炎的患者，把危重患者转入 ICU 救治，这也让重症医学走进了公众的视野。随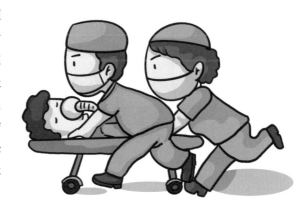后 2008 年的汶川大地震，看到大部分的重症伤员都在 ICU 中救治，这让社会大众对 ICU 的认知又进了一步。正是伴随着一件件紧急医疗公共事件的发生，重症医学在快速成长，几乎是近十年来发展最快的临床科室。

那么 ICU 究竟有些什么特点呢？简单来说，ICU 就是救治生命受到威胁，或者可能出现生命危险的患者。为了实现这样的目标，ICU 必须配备很多先进的设备。ICU 与普通病房完全不同：患者身旁放着各种仪器，上面有很多波形和数字，有时还会发出声光信号，这些设备随时监测着患者的各项指标供医护人员参考，还有的设备正在进行着治疗。除了设备多，ICU 中的医护人员也很多。40 张床的普通病房一般配备十几个护士就够了，可是一个 10 张床的 ICU 需要配置 20～30 个护士，同样医生也比普通病房要多。配备如此多的医护人员与 ICU 患者需要高强度的诊疗措施有关。在普通病房，医生首先会给患者做各种检查以明确诊断，但是在 ICU，患者的病情往往不允许医生慢慢地检查寻找病因。在 ICU，医生首先关注的是患者出现了哪些严重的病理和生理改变,其中哪些是危及生命的,这些改变之间有何关联,然后必须尽快采取措施稳定患者的病情。因此,重症医学的诊疗措施是"以病理、生理改变为导向",不同于普通病房的"以诊断为导向"。重症医学还强调"整体的理念,滴定式的治疗"。由于 ICU 的患者病情复杂,生命体征脆弱,要求医护人员必须重视患者整体的评估和各个器官间的相互影响,治疗上采取"干预—评估—调整"这样滴定式的措施来达到疗效的最大化和不良反应的最小化。

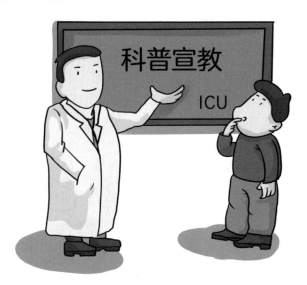

2.为什么探视 ICU 患者前要先洗手?

ICU 的患者大多机体免疫力低下,是感染的高发人群,家属频繁地接触患者会增加患者感染的风险,特别是患有呼吸道疾病的家属,会在不知情的情况下将病毒传染给患者。更重要的是,ICU 里有很多感染多重耐药菌的患者,这种细菌对目前医院所使用的各种抗生素均耐药,一旦将这样的细菌传染给重症患者,会对其生命造成巨大威胁。同样,健康的人一旦感染这种细菌也是非常危险的,因此床边隔离对患者和家属的健康至关重要。另外,有些患者的疾病有相对传染性,在探视时也可能会传染给家属,因此为了保护患者和家属的安全,家属在探视时就要求穿隔离衣、戴口罩、洗手。其中,正确的洗手方法如下图所示:

七步洗手法

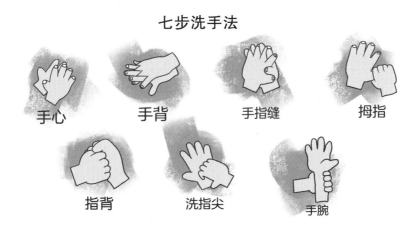

手心　　　手背　　　手指缝　　　拇指

指背　　　洗指尖　　　手腕

3.患者转出 ICU 后,家属应该注意什么?

(1)家属要注意观察患者的意识状态,观察患者可能出现的谵妄和癫痫状态并及时告知医生;确保患者在转出 ICU 的 2 周内随时有家属陪伴以防发生意外。

(2)家属应遵医嘱按时给药,特别是降压药,并要密切监测患者病情变化。

(3)家属应鼓励患者咳痰,但避免剧烈咳嗽。

(4)若患者夜间睡眠不好,家属可遵医嘱给予安眠药物。

(5)患者刚出 ICU 还是要以卧床为主,家属应避免患者起身走动。

(6)患者吃饭时,建议让患者取半卧位,同时建议患者卧床期间白天间断取半卧位。如果患者可以自行吞咽,吃饭时家属一定要摇高床头,让患者慢慢进食以防呛咳误吸。如果患者用胃管进食,家属要跟护士学会如何从胃管打饭,每次喂饭应循序渐进,逐渐增加到正常饭量。

(7)不要让患者憋大、小便,如果患者大便困难建议给予润滑剂通便,小便困难建议给予尿管导尿。

(8)避免过多的家属探望,避免患者过分兴奋(无论高兴的还是悲伤的),要给患者充分的休息和安静状态。

(9)家属应耐心倾听患者的意见和感受,尽可能消除患者紧张恐惧的心理。大多数患者在面临突然的疾病时,都很难接受,情绪极为消沉悲观,家属要让患者保持积极乐观的心态,树立良好的治病观才能争取达到理想的效果。

(10)在患者进入康复期后,根据患者的自身情况进行肢体锻炼,应循序渐进,家属不可操之过急,要让患者慢慢康复。

4.转出的患者还会不会再进入 ICU？

能够转出 ICU，说明患者的病情已经得到一定的控制，生命体征较进入 ICU 时平稳，不再需要加强监护及特殊治疗。但毕竟进入 ICU 的是一些患有危重症及生命垂危的患者，他们的病情变化并不能完全被预测，有可能会再次出现病情加重的现象，如痰堵窒息、心肌梗死再发等，在这种情况下患者可能会再次转入 ICU。因此，在患者被转出 ICU 后不要掉以轻心，家属应密切观察其生命体征，并与医生保持密切联系，尽最大努力避免患者再次进入 ICU。

5.重症患者的常见病症——重症肺炎

重症肺炎与普通肺炎不同，重症肺炎发生的同时会伴有肾脏、肝脏等器官功能损伤。一般，肺炎患者如果出现了意识不清、肾功能不全、肝脏损伤等情况时，就可以归为重型肺炎。重症肺炎多见于老年人、婴幼儿或免疫功能低下的人群，但在病原体致病力足够强大的情况下，青壮年也会发生重症肺炎。重型肺炎的患者一般需要给予抢救治疗，除了需要给予强有力的抗生素，也就是大家口中的"消炎药"外，还需要收住 ICU 给予强化治疗，比如给予吸氧或气管插管等治疗。

6.重症患者的常见病症——呼吸衰竭

俗话说"人活一口气"，可见正常呼吸对于人的生存是何等重要。医学专业所指的呼吸包括气体从大气进入肺内，以及肺内气体和血液进行交换两大环节。上述任何一个环节发生异常，都能导致体内的氧气降低，有时还会伴有二氧化碳的增高，由此造成一系列病理、生理功能的紊乱，即为呼吸衰竭。

那呼吸衰竭主要是由什么原因引起的呢？大家可以把肺部看作一个货运公司，它的运行离不开公司员工（即肺组织）、货车（即肺泡）、合作公司（即血管等）等，具体为以下几点：

（1）"公路"坏了：呼吸道就可看作"公路"，若患有呼吸道疾病时，如出现支气管炎症、支气管痉挛、异物吸入等原因阻塞气道，就如同运输的"公路"损坏，使"公司"无法运行，从而造成呼吸衰竭。

（2）"公司员工"发生矛盾：一般指肺组织的病变，比如重症肺炎、肺结核、肺气肿以及肺纤维化等原因造成肺组织病变，继而出现呼吸衰竭。

（3）与"肺公司"合作的"公司"出现异常：指的是肺血管的疾病，如肺血管的阻塞,使患者出现了肺栓塞、肺梗死,从而导致严重的缺氧,继而出现呼吸衰竭。

(4)"交易大环境"的改变:指的是胸廓的病变,比如胸廓的外伤、手术的创伤、气胸以及胸腔积液影响了胸廓的活动,导致通气减少,吸入气体不均,影响换气功能,继而出现呼吸衰竭。

(5)"公司领导层"发生改变:指的是神经中枢以及传导系统疾患导致的呼吸衰竭,比如脑血管病、脑炎、脑外伤以及药物中毒等原因造成的呼吸衰竭。

一般,呼吸衰竭的患者表现为呼吸困难,可能交替出现大口呼吸和轻微呼吸的现象,还可能出现呼吸暂停和抽搐、狂躁等情况。

呼吸衰竭的患者可做呼吸体操训练:①患者取坐位,连续呼 3 次气后吸 2 次气,重复做 5 次;②双手叉腰,呼气 3 次后吸气 2 次,重复做 5 次;③呼 3 次后吸气 2 次,呼气时体前屈,吸气时还原位,重复做 5 次;④散步,具体做法是前 3 步呼气,后 2 步吸气,每次 3 分钟,每天 2 次。

7.重症患者的常见病症——AECOPD

AECOPD 是一个疾病的简称,其中 COPD 是慢阻肺的意思,AE 是急性加重的意思,所以说 AECOPD 就是慢阻肺急性加重期的简称。

该病患者可以出现突然的咳嗽、发热或者是活动后的气短,往往需要抗感染治疗,止咳平喘。若患者出现反复的加重,容易损伤其肺功能,这往往是患者病情进一步恶化的导火索。

8.重症患者的常见病症——失禁相关性皮炎

失禁相关性皮炎(IAD)是指皮肤长期或反复暴露于尿液和粪便中所造成的炎症,伴或不伴水疱及皮肤破损。这是失禁患者常见的一种并发症,同时也会造成一些其他疾病的发生,如疼痛、感染和压疮。

失禁性皮炎的预防措施如下:

(1)避免患者长期接触刺激物,患者可使用尿套、尿垫、尿裤,以及各种导管装置,如肛管、造口袋留置导尿等,以防止皮肤长期反复暴露于尿液和粪便中。

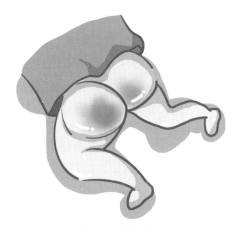

失禁相关性皮炎

（2）及时进行皮肤清洗：在对患者的日常护理中应注意避免使用肥皂等碱性液体，可以在患者大小便后对其臀部、会阴部使用温水进行彻底清洗，并及时进行局部干燥处理，或使用生理盐水棉球对患者皮肤进行擦拭，并涂抹滋润霜，保持和增加皮肤的含水量，减少表皮的失水。

（3）使用皮肤保护剂：油剂类皮肤保护剂在涂抹后可及时形成保护膜，避免皮肤受到大小便及其他杂质的浸渍，减少皮肤的摩擦，产品主要包括赛肤润、山茶油、黄芩油、紫草油等。目前，常用的粉剂保护剂以爽身粉或松花粉为主，常用的膏剂保护剂包括烫伤膏、柔酸软膏及红霉素软膏等。

（4）减少相关性的摩擦：每 2 小时为患者翻次身，使用"R"形护理翻身枕，将其保持在 30°侧卧体位，臀部应适当腾空，用毛巾将患者两侧腹股沟隔开，保持局部干燥，避免受压，合理应用皮肤保护剂，避免频繁擦洗会阴部皮肤。

患者发生失禁相关性皮炎后，家属应进行如下护理：

（1）失禁性皮炎护理三部曲：清洗、润肤、隔离保护。

1）清洗：清洗时动作应轻柔，选择无香味、无刺激性、接近皮肤 pH 值的洗液。

2）润肤：使用保湿剂或润肤剂对患者的皮肤进行护理。保湿剂的作用是锁住角质层的水分，润肤剂的作用是填补角质层细胞间的小裂缝。

3）隔离保护：家属可使用皮肤保护剂，它的作用是在皮肤表面形成透明或半透明的屏障，保护皮肤角质层不受刺激性液体的侵蚀，产品包括凡士林、二甲硅油、氧化锌、赛肤润、造口粉、皮肤保护膜（液体丙烯酸）。

（2）饮食护理：患者应饮食清淡，一定要禁食辛辣刺激性的食物，以免造成腹泻。

（3）避免局部组织长期受压：患者应每 2 小时翻次身，翻身过程中尽可能避免托、拉、拽，保持床单清洁干燥。

（4）护理垫及纸尿裤的选择：注意选择合适的尺码，应选择柔软舒适，吸水、隔水能力强，能保持皮肤干爽的产品，患者使用过程中家属要定时检查纸尿裤的饱和程度及皮肤情况。

9.重症患者的常见病症——压力性损伤

压力性损伤就是我们常听到的"褥疮"，是由于局部组织长期受压，引起血液循环障碍和营养缺乏而导致的局部组织溃烂、坏死。压疮易发于无肌肉包裹或肌肉层较薄、缺乏脂肪组织保护又经常受压的骨头粗隆突出处。患者可表现为完整皮肤或开放性溃疡,可能会伴疼痛感。所有身体经常受压的部位,都容易发生压力性损伤。患者平躺时,压力性损伤容易发生在枕部、肩胛部、骶尾部、足跟部;侧卧位时,压力性损伤易发生在耳部、髋部和脚踝;俯卧位时,压力性损伤容易发生在面颊部、女性的乳房和男性的生殖器、膝部、足趾。

压力性损伤的高危人群:脊髓损伤患者、老年患者、ICU 患者、手术患者、营养不良患者、肥胖患者、严重认知功能障碍的患者等。

预防压疮的方法如下:

(1)改变体位:家属应每 2 小时为患者翻一次身,不宜翻身的患者在受压部位使用垫枕等减压,并协助患者定时进行活动或被动肢体功能锻炼。

(2)保持皮肤清洁干燥:家属应定时为患者进行温水浴,促进血液循环,并保持床面干燥、平整、清洁,无皮屑,无渣物。

(3)家属为患者更换卧位或使用便盆时,需将患者抬离床面,避免拉拽,减少摩擦力和避免便器割伤。

压力性损伤的日常护理如下:

(1)家属要养成检查患者皮肤情况的习惯,不能漏掉任何部位,如被头发掩盖的枕后部位、耳郭、指尖等;如发现异常,应该增加检查皮肤的频次。

(2)家属要合理管理患者的体位,建议左侧、右侧及平卧交替,一个体位时长不超过 2 小时,体形消瘦的患者一个体位不要超过 1 小时;坐轮椅活动的患者,使用轮椅时间每次不超过 1 小时。家属帮助患者翻身及变换体位时,动作要轻柔,避免拖、拉、拽等增加摩擦力的动作。家属摆好体位后,应将手放于患者接触床面处的皮肤,从头到脚抚顺皮肤,发现患者皮肤有改变时应避免按摩,以免发红处皮肤再度受压。

(3)家属要关注患者大小便情况并保持床铺整洁,及时清除脱屑或污渍,以及清洗患者被大小便污染的皮肤,动作应轻柔,避免摩擦。

(4)家属要给予患者合理的膳食,保持充足的营养,压力性损伤的愈合与身体的营养状况密切相关,在日常生活中应保证患者饮食健康。

10.重症患者的常见病症——谵妄

"谵妄"一词源自拉丁语,原意为"离开犁过的轨道",比喻大脑脱离正常运作,变得疯狂起来。谵妄又称"急性脑病综合征"(ABS)或"急性可逆性意识障碍",就是一种发病急、变化快、患者可恢复到之前认知的、广泛的认知障碍的精神紊乱综合征,具体表现为:

（1）注意力不集中：患者无法跟上谈论的话题，说话语无伦次，语速忽快忽慢。

（2）思维混乱：患者谈话缺乏主题，不知所云。

（3）意识水平变化：患者过度警觉（对环境刺激过度敏感、易受惊吓）或嗜睡不易被叫醒。

（4）情绪或性格改变：患者时而烦躁哭泣、时而沉默不语，性情脾气变得异常古怪。

（5）其他表现：患者感觉自己有"穿越感"（时间、空间定向障碍），有被害妄想，以及会有昼夜颠倒的生活方式等。

11.治疗重症患者的常用方法——建立人工气道

人工气道是指患者在出现呼吸困难的情况下，医务人员通过气管插管、气管切开等方法建立的气道。人工气道可有效保证患者的通气功能，能挽救患者生命，也能起到保护气道、预防误吸等作用。

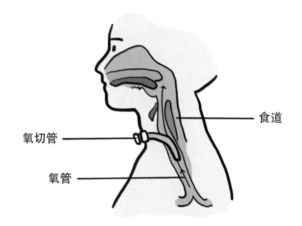

当患者出现以下状况时需要建立人工气道：①存在气道梗阻时。②身体严重缺氧或二氧化碳过多，需进行呼吸治疗时。③痰液多，需及时清除呼吸道内分泌物时。

经口气管插管是临床常用的人工气道，大多数情况下，气管插管的时间不要超过 72 小时，最多不要超过 7 天。经口气管插管患者的耐受程度差，必须要持续使用镇静剂，但镇静剂的使用不利于患者的康复，而且可能会导致患者使用呼吸机治疗的时间延长。呼吸机相关性肺炎的产生和呼吸机治疗的时间密切相关，因此大多数情况下，需要插管超过 7 天的患者应首选气管切开。

12.治疗重症患者的常用方法——气管插管

气管插管是指将一特制的气管内导管,通过口腔或鼻腔,经声门置入气管的一项急救技术。

在 ICU 的患者大多数需要呼吸机辅助通气,可是人体和呼吸机是分开的,呼吸机要怎样才能把气体打入肺部呢?这就需要借助一个气管插管导管。医生首先用喉镜把患者嘴巴、咽喉挑开,看到声门后,再把一个长约 30 厘米,粗约 1 厘米的气管导管从患者口腔放入,直达声门,过了声门后进入气管。

气管插管会使患者感觉很难受,清醒的患者很难耐受气管插管。试想一下,平时大家把一粒米呛入气管时,都会呛咳到飙泪,更别说是一根手指般粗的导管硬生生插入气管了。

所以,为了减轻患者的不适,往往需要用到镇静镇痛药,但也不能长期大量使用这类药物,因为这些药物会影响患者的呼吸和血压。权衡利弊、适可而止是原则。插好气管导管后,可以将气管导管与呼吸机等连接,呼吸机的气体就通过这根气管导管进入患者的肺部,辅助通气。

气管插管会给患者带来这么多痛苦,那还有必要进行吗?一个人由于窒息或心跳停止造成缺氧 4 分钟就可以导致机体重要器官的不可逆性损伤,轻者重残,重者直接死亡。而气管插管正是解决呼吸辅助和呼吸支持的通路,直接影响患者的生命质量,所以这项操作是十分必要的。出现以下症状者,需要进行气管插管:

(1)患者的自主呼吸突然停止或者呼吸特别衰弱,出现意识障碍等情况。

(2)患者出现严重酸中毒或者重症肌无力、呼吸肌无力或者呼吸肌过度疲劳等情况。

(3)患者的呼吸道感染特别严重,咽喉部位有大量分泌物,并有胃食管反流或出血,容易造成误吸时。

(4)患者出现严重的上呼吸道狭窄、阻塞以及气道食管瘘时。

(5)严重脑出血患者进行手术后,合并肺部感染,并处于昏迷状态时。

(6)患者需要在全麻下进行长时间手术时。

13.治疗重症患者的常用方法——气管切开

大家担心的"割喉"叫气管切开,是切开患者颈段气管前壁,通过新建立的与外界再通的通道进行呼吸的一种手术,主要应用于抢救喉梗阻的患者。气管插管与气管切开的区别如下：

（1）性质：气管切开是一种手术，而气管插管则是临床上的有创操作。

（2）用途：气管切开适用于需要保留人工气道的长期昏迷的患者；而气管插管一般是临时抢救的措施，适用于自主呼吸突然停止、心跳骤停的患者。

（3）损伤程度：气管切开对气道的损伤是非常大的，需要用手术刀分离颈前肌肉，切开气管前壁组织；而气管插管对气道的损伤非常小，只需要把导管插入气管里面即可。

（4）操作条件：气管切开需要在全麻或者局麻下进行操作；而气管插管可以在静脉给药之后进行操作。

气管切开的风险包括常见的出血和皮下气肿，但都在可控范围内。一般患者的伤口可在拔管3天后自行愈合。有一点需要注意，气管切开后患者是不能说话的，一般拔管后可以自行恢复。

相比于气管插管，气管切开在以下几方面更有优势：

（1）气管切开导管长度相对较短，患者吸入气流阻力小，完成呼吸动作的耗能降低。

（2）气管切开导管发生阻塞的概率相对较小。

（3）气管切开患者的口腔更易于护理。

（4）气管切开的患者，避免了气管插管对口腔咽喉黏膜的压迫，保留了声门及吞咽功能，使患者的舒适感得到改善。

（5）气管切开的患者有利于多次尝试脱机。

（6）气管切开患者可以尝试经口进食。

14.治疗重症患者的常用方法——使用呼吸机

神奇的呼吸机是挽救患者生命的法宝！它是一种人工的机械通气装置，用以帮助患者呼吸，当患者呼吸停止时，它可以规律地往患者肺内送气，并允许气体规律性地从患者肺内排出。因此，呼吸机可以帮助或替代患者的呼吸将含有不同氧浓度（21％～100％）的气体送进肺里，同时把二氧化碳排出肺外。这个神奇的机器可以帮助患者改善缺氧或二氧化碳潴留的状态，已经成为救治呼吸衰竭最主要的方法，挽救了众多患者的生命。

大家通常认为，呼吸机治疗仅限抢救严重的呼吸衰竭或呼吸停止的患者，但目前呼吸机的应用范围已有很大程度的扩展，也已成为很多疾病的常规治疗手段：

（1）用于呼吸力量减弱者：将患者的肺比作气球，该症患者则表现为吸气力量不足以将气球吹开或吹大，如重症肌无力、高位截瘫、重症哮喘、慢性支气管炎急性发作的患者，以及呼吸次数明显减少或呼吸不规则者，如脑血管病患者。

（2）用于有氧合障碍者：如肺炎、肺水肿等患者，由于肺部病变导致低氧血症，出现气喘、发绀、呼吸困难等，通过吸氧也不能纠正，或伴有呼吸频率明显加快、"呼吸窘迫"的患者。

（3）保证其他治疗顺利进行：如全麻手术患者，麻醉药物同时会抑制患者的呼吸，所以要用呼吸机以保证患者肺内正常进行气体交换。

（4）用于辅助救治：如用于心力衰竭患者，机械通气可以保证氧供，减少呼吸困难的情况，从而减轻心脏负担。

当导致患者进行呼吸机治疗的原发病因得到控制或明显缓解，且呼吸功能得到显著改善时，即可考虑脱离呼吸机。对于建立人工气道的患者，需同时恢复良好的自主咳嗽和排痰能力，以去除人工气道。对于自主咳嗽和排痰能力短期不恢复或较弱的患者，则需要气管切开，保留气切套管。

15.治疗重症患者的常用方法——放置中心静脉导管(CVC)

中心静脉导管（CVC）属于血管内管的一种，放置于患者的大静脉中，最基本的作用是用于输液。普通住院的患者需要频繁静脉输液时，打一个简单的静脉留置针就可以了，但对于ICU的患者来说，留置针是不够用的。首先，对于需要抢救的患者来说，补液速度是关键，普通的静脉留置针补液速度不够快。其次，普通的留置针不能用于输入一些血管活性药物（如升压药），因为一旦药物外泄，可能引起局部组织坏死。基于上述两个原因，ICU的患者通常放置中心静脉导管。

患者放置中心静脉导管时因为要进行局部麻醉药物的注射，所以患者不会有疼痛的感觉，而且放置后不影响患者的活动。导管是由高分子复合材料制成的，与人体组织相容性很好，不会对患者的生命造成重大的危害，极少数患者可能出现置管处感染、出血等并发症，但在医生的监控评估下可以将并发症的风险降至最低。

放置中心静脉导管的患者及其家属需要注意以下事项：

（1）患者应保持穿刺处皮肤清洁干燥，注意穿刺点出血的观察，若发现敷料有卷边、脱落或敷料因汗液而松动时，应及时通知医护人员予以更换。

（2）对患者应根据置管位置不同，采取合理体位，有咳嗽、呕吐等身体活动时,都要用手按住置管部位。

(3)患者不要做剧烈动作,避免导管牵拉、脱出。

(4)穿刺点疼痛、发痒时,患者勿自行处理,应及时与医护人员联系。

(5)患者进行静脉输液时,应避免输注液体滴空。

(6)患者拔管后,局部按压不少于 10 分钟,拔管后 24 小时内用无菌纱布覆盖伤口以免发生静脉炎,如有头痛、头晕等不适应及时告知医护人员。

16.治疗重症患者的常用方法——放置经外周静脉穿刺的中心静脉导管(PICC)

这是一种经外周静脉穿刺,置入较细导管,沿血管走行置入,最终末端位于上腔静脉下 1/3 处或上腔静脉和右心房连接处,可为患者提供中长期静脉输液的治疗方法(一般为 7 天至 1 年)。放置此导管的好处在于减少反复穿刺,并减轻患者的病痛,增加患者对治疗的信心,具体优势如下:

(1)该导管可减少患者颈部、胸部、腹股沟部位置管的严重并发症,如气胸、血胸、下肢静脉血栓形成等。

(2)留置时间长,如果在使用期间不出现并发症,该导管预期可留置 1 年。

(3)不影响患者生活,带管期间不限制手臂的活动及其他日常生活,输液时可自由活动,安全方便。

17.治疗重症患者的常用方法——连续性肾脏替代治疗(CRRT)

连续性肾脏替代治疗,也称"连续性血液净化",是指一组体外血液净化的治疗技术,是所有连续、缓慢清除机体过多水分和溶质,对脏器功能起支持作用的各种血液净化技术的总称,可以代替肾脏行使机体的代谢功能,它包括血液透析、血液滤过、血液透析滤过、血液灌流、血浆置换等。一般出现以下情况的患者可用该疗法:

(1)出现肾性疾病:包括重症急性肾损伤、伴血流动力学不稳定和需要持续清除过多水或毒性物质的情况,如急性肾衰竭合并严重电解质紊乱、酸碱代谢失衡、脑水肿、心力衰竭、肺水肿、急性呼吸窘迫综合征、严重感染等。另外,慢性肾衰竭合并急性肺水肿、尿毒症脑病、心力衰竭、血流动力学不稳定者也可采用该疗法。

(2)非肾脏疾病但有适应证:包括全身炎症反应综合征或败血症、急性重症胰腺炎、多器官功能障碍综合征、急性呼吸窘迫症或挤压综合征、急性肿瘤溶解综合征、严重烧伤、心肺旁路手术、乳酸中毒、肝功能不全、脑病、低钠或高钠血症、充血性心衰和顽固性高血压、药物或毒物中毒等。

另外,血液净化治疗需要将患者的血引出体外,经过体外循环装置进行物质清除后再输入体内。在这个治疗过程中凝血因子被激活后极易产生凝血,因此通常需要抗凝血治疗,来防止血液在体外的循环中发生凝血而终止治疗。对于已有出血倾向患者,抗凝治疗可能导致出血加重,在这种情况下,可以选择仅在体外循环的管路中实施局部抗凝治疗,既保证肾脏替代治疗的顺利实施,又能避免全身抗凝治疗带来的出血风险增加。

ICU 的患者常合并有休克,部分类型的休克往往也是炎性因子反应的结果,血液净化治疗由于能清除部分炎性因子,可能有助于改善休克。即使其他原因导致的休克合并肾衰也可进行血液净化治疗,但在血液净化进行的初始阶段,由于从患者的体内引出了血液至体外循环,所以对患者来说类似"失血",极易导致血压下降和休克进一步加重,因此这个过程尤其需加强监测,并要通过提前增加输液量或升压药物等进行预防和处理。

18.治疗重症患者的常用方法——血液灌流

血液灌流技术在针对药物中毒方面扮演着重要的角色,同时也使患者的症状得到较快改善。血液灌流的"神奇"与它自身的性质密不可分,它是将患者血液引入装有固态吸附剂的灌流器中,通过吸附作用,清除透析不能清除的外源性或内源性毒素、药物或代谢废物的一种血液净化技术。一般有以下症状的患者需要使用血液灌流:

(1)各种药物、毒物中毒的患者。

(2)重症肝炎伴肝功能衰竭,肝性脑病的患者。

(3)顽固性皮肤瘙痒以及长期透析相关并发症的患者。

(4)高脂血症的患者。

(5)有流行性出血热的患者。

(6)高胆红素血症的患者。

(7)精神分裂症患者。

(8)需要戒毒治疗的人群。

(9)急性胰腺炎急危重症患者。

(10)银屑病(牛皮癣)患者。

19.治疗重症患者的常用方法——血浆置换

血浆置换是一种用来清除血液中大分子物质的血液净化疗法。其基本过程是将患者血液经血泵引出,经过血浆分离器,分离血浆和细胞成分,去除致病血浆或选择性地去除血浆中的某些致病因子,然后将细胞成分、净化后血浆及所需补充的置换液输回体内。

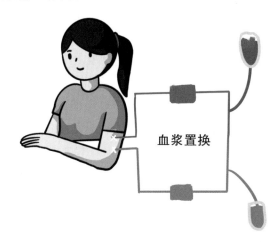

需要进行血浆置换的患者如下:

(1)血液中有过多的药物毒物者。

(2)急慢性暴发性的肝功能衰竭者。

(3)高脂血症患者。

(4)体内存在免疫性抗原抗体的患者。

(5)治疗狼疮性肾病患者。

(6)风湿性关节炎患者。

(7)重症肌无力患者。

(8)格林巴利综合征患者。

(9)巨球蛋白血症、血友病等患者。

20.治疗重症患者的常用方法——镇静与镇痛

ICU 在抢救生命、治疗疾病的同时,也使得患者处在一种特殊的治疗环境中。患者除了要承受自身疾病的折磨外,还要忍受身上被插上各种管道和手术创伤后的疼痛,并需要反复接受吸痰、穿刺等有创操作带来的不适。患者身边各种仪器的噪音、担心与家人分离的痛苦,这一切都让患者感到极度无助与恐惧,使其极易出现躁动和挣扎,出现不配合治疗的情况。

因此,在ICU治疗过程中,需要尽可能减轻患者的疼痛、焦虑和恐惧,使患者感受不到或者遗忘痛苦。镇静与镇痛治疗就是用来消除患者的疼痛,减轻患者焦虑和躁动,对患者进行催眠并诱导顺行性遗忘的治疗。而且对非常危重的患者来说,适当的镇痛镇静维持一种低代谢的"休眠"状态,可减少各种应激和炎性的损伤,从而减轻器官损害。目前,镇痛与镇静已作为ICU患者的常规治疗。

另外,ICU患者的镇痛与镇静治疗和手术麻醉有着根本的区别。全身麻醉是在短时间内让患者达到很深的镇痛与镇静状态,此时患者丧失一切感觉、意识及自我保护的反射,包括自主呼吸。ICU患者的镇痛与镇静持续时间较长,则要求必须尽可能保留其自主呼吸与基本的生理防御反射和感觉运动功能,需要定时唤醒以评估其神志状态与运动功能,也需要随病情变化和治疗随时调整药物种类与剂量。

那镇静与镇痛治疗后会导致患者醒不了吗?目前ICU患者进行镇静与镇痛治疗的药物大多有起效快、作用时间短、较少的代谢产物蓄积等特点,以满足撤除药物后患者能较快清醒。另外,强调"适度"镇静,医生会不断地评估患者的镇静深度来调整药物剂量,并且每日撤除镇静药物,唤醒患者,以观察其神志情况。因此,镇静治疗不会导致患者清醒不了。

21.治疗重症患者的常用方法——主动脉内球囊反搏(IABP)

主动脉内球囊反搏,英文简称为IABP,是目前临床应用较广泛而有效的机械性辅助循环装置。使用时,需要在患者体内植入一根带有气囊的导管,气囊置于降主动脉内,将导管与主动脉内球囊反搏术的机器连接,机器能够按照患者心跳的频率,周期性地对气囊迅速地进行充气和排气(心脏收缩早期气囊排气,心脏舒张早期气囊充气),从而使血液在主动脉内也发生周期性变化。通过这种变化,能神奇地通过气囊充气将主动脉内更多血液"挤入"冠状动脉,来提高心肌的血液供应,改善心肌缺血。同时,通过瞬间的"呼气"——气囊放气,让心脏在收缩射血时更容易射出血液。需要实施主动脉内球囊反搏的患者如下:

(1)心脏手术后脱机困难者。

(2)心脏手术后有低心排综合征者。

（3）在高危心脏病患者手术中预防性应用，如在行冠状动脉搭桥手术前射血分数低于30％的患者。

（4）有急性心肌梗死、缺血性心脏病并发心源性休克、顽固性恶性心律失常、顽固性心绞痛、冠状动脉造影、经皮冠状动脉扩张、冠状动脉溶栓者。

（5）体外循环中需要搏动性血流者。

（6）接受心脏移植前后的患者。

22.治疗重症患者的常用方法——血流动力学监测

血流动力学监测是反映心脏、血管、血液、组织氧供氧耗及器官功能状态等方面的重要指标。

心肌梗死、心力衰竭、急性肺水肿、急性肺动脉栓塞、各种原因导致的休克、心跳呼吸骤停、严重多发伤、多器官功能衰竭等需严密监测循环系统功能变化者，需应用此法，以便指导心血管活性药物的应用。

血流动力学监测的分类如下：

（1）无创血流动力学监测：指采用对机体没有机械损害的方法获得的各种心血管功能的参数，特点为使用方便、无创。

（2）有创血流动力学监测：指经体表插入各种导管或探头到心腔或血管腔内，从而直接测定心血管功能参数的方法，特点为及时、准确。

23.治疗重症患者的常用方法——体外膜氧合(ECMO)

当一个严重呼吸衰竭（急性呼吸窘迫综合征）的患者，使用呼吸机已经不能满足患者的基本氧气需求时，那就必须进行 ECMO 了。ECMO，可简单理解为人工肺，是肺支持的终极手段，它就是将体内的静脉血引出体外，经过特殊材质人工心肺旁路氧合后注入患者动脉或静脉系统，起到部分心肺替代作用，维持人体脏器组织氧合血供，也可以说是人工心脏与人工肺的合体，为危重症患者度过最困难的时期争取到了宝贵的时间。ECMO 与呼吸机不同，呼吸机只能说是通气机，呼吸机只负责把氧气打进气道、肺，如果患者的肺还有功能，那么呼吸机是可以起到作用的。但如果患者的肺完全毁损了，那么呼吸机也就失去了作用。

ECMO 让很多人的生命得到延续，等到基础病因好转后，再脱掉 ECMO，重新用回呼吸机。但如果是一些终末阶段的患者，不建议使用 ECMO。因为 ECMO 并非治疗手段，仅仅是支持手段。如果病因无法去除，患者需要永远用

ECMO,这是很不现实的。随着临床经验的积累,ECMO 这项最初应用于心外科体外循环的技术在重症领域实现了更大的价值,给很多本已经失去生存希望的心肺衰竭患者带来了曙光。此外,ECMO 的实施还代表着一个医院,甚至一个地区、一个国家的危重症急救水平。

24.治疗重症患者的常用方法——经鼻高流量氧疗

经鼻高流量氧疗(HFNC)是指一种通过高流量鼻塞持续为患者提供可以调控并相对恒定吸氧浓度(21%～100%)、温度(31～37 ℃)和湿度的高流量(每分钟 10～90 升)吸入气体的治疗方式。它的组件主要包括空氧混合装置、湿化治疗仪、高流量鼻塞以及连接呼吸管路。

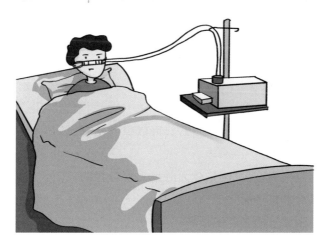

经鼻高流量氧疗的特点如下:

(1)高流量加温、加湿给氧:经鼻高流量氧疗能够经鼻导管给予加温、加湿的高浓度氧气,气流量可高达每分钟 90 升,由于气流量可以设置为超过多数呼吸功能衰竭患者的吸气峰流量水平,从而保证了氧浓度的恒定;经鼻高流量氧疗的加温、加湿功能可以保护气道黏膜,增强黏膜纤毛的清理能力。合理的气道湿化,可以稀释呼吸道分泌物,保持气道的通畅和湿润,维持呼吸道的正常功能,有效预防肺部感染等并发症。

(2)增加功能性残气量:经鼻导管吸入高流量气流均可以通过增加功能性残气量来增加整体区域性呼气末肺阻抗。功能残气量是指平静呼气后肺内残留的气体量。功能残气量在生理上起到稳定肺泡气体分压的缓冲作用,减少了通气间歇时肺泡内气体交换的影响,如果没有功能残气量,呼气末期肺泡间将完全闭合。

在 ICU 中,高流量氧疗适用于轻中度低氧血症、没有紧急气管插管指征、生命体征相对稳定的患者,以及患者拔除气管插管后的续贯治疗。

25.治疗重症患者的常用方法——胸腔闭式引流

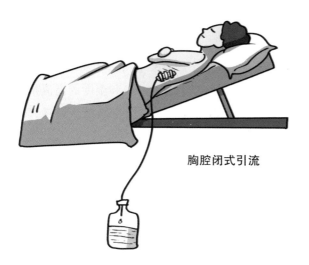

胸腔闭式引流

胸腔闭式引流术是将胸腔内的气体或者液体,通过胸腔引流管,以及水封瓶这样的装置,排出体外,使肺能够复张,恢复呼吸功能。简单来说,就是往胸腔内置入橡胶管,将腔内的气体或液体引流出来。

患者出现以下情况需要胸腔闭式引流:

(1)自发性气胸:肺压缩小于 30%,可以保守治疗;肺压缩大于 30%,需要行胸腔闭式引流术。

(2)外伤性血气胸:血气胸量较大时也需要放置胸腔闭式引流,目的是观察出血量,如果出血量每小时大于 200 毫升,连续 3 小时以上者需要开胸探查。

(3)出现中到大量的胸腔积液者。

(4)各种胸腔手术后需要放置胸腔引流管。

胸腔积液引流一般需要根据患者的具体情况分析,若患者胸腔积液量减少,积液性质明显稳定,便可拔出胸腔管。一般良性胸腔积液患者 2～3 天即可拔管,恶性胸腔积液者可能会长期带管。

26.治疗重症患者的常用方法——纤维支气管镜检查

对于一些严重肺部感染的患者,很有可能需要做纤维支气管镜检查或者吸痰。普通的吸痰管只能伸入患者的气管隆嵴,更深的痰就没办法吸出来了,只能靠患者自己呛咳,或者通过纤维支气管镜取出。

纤维支气管镜是一根 6 毫米左右粗的软管,这个软管前头有摄像头,伸入气管里面能看到里面的情况,同时还能有负压吸引功能,可以吸痰。纤维支气管镜就好像是医生的另一只眼睛,可以直视观察肺内的情况。

做纤维支气管镜检查也是很辛苦的,患者会呛咳到流泪,所以也需要对其进行适当麻醉。有些痰多的患者,可能一天就要做多次,难受程度可想而知。

以下患者不能进行纤维支气管镜检查:①有严重心肺功能障碍的患者;②全身情况极度衰弱的患者;③恶性病变脊椎转移的患者;④最近有其他急性病,如频繁心绞痛发作、近期有哮喘发作的患者;⑤极度不合作的患者。

患者决定进行纤维支气管镜检查时需要注意如下事项:

(1)患者在检查之前的4～6小时应禁食,一般主张患者如果早晨进行检查,晚上10点以后尽量不要进食。

(2)检查前建议患者最好能够做凝血功能检查或者血常规检查,因为凝血功能不良的患者在做纤维支气管镜的时候有一定风险,可能会导致气道内出血。

(3)一般做检查的患者均有呼吸道症状,建议检查前携带相应检查资料,如胸片或者 CT 片等,医生做检查时会根据患者病变的部位,先观察健侧,再观察患侧。

(4)注意患者有无活动性咯血,有活动性出血的患者不适合做该检查。

(5)做完检查后2小时以内患者不能进食或饮水,因为患者在检查前会进行麻醉,这可能会导致气道没有完全闭合,引起误吸。

27.治疗重症患者的常用方法——亚低温治疗

亚低温治疗是指应用物理的办法,使体温维持在 30～35 ℃。在寒冷的环境下,人体的脑细胞"活动"会变慢,也就是可以减慢脑细胞代谢,降低脑耗氧量,减少氧自由基以及脑细胞的凋亡,同时可以收缩颅内血管,减轻脑水肿,以达到治疗某些疾病的目的。

一般以下患者需要亚低温治疗:①溺水、中风的患者;②肝性脑病的患者;③细菌性脑膜炎的患者;④大面积脑梗死或脑出血的患者;⑤新生儿缺血缺氧性脑病的患者;⑥心肺复苏术后脑病的患者;⑦高热惊厥的患者;⑧重型颅脑损伤急性期癫痫持续状态的患者。

然而,以下患者不能用亚低温治疗:①脑电无活动的昏迷或认知功能障碍者;②终末期患者;③活动性出血者;④凝血功能障碍者;⑤孕妇。

28.保护重症患者的常见措施——约束

约束是指在医疗过程中,医护人员针对患者病情的特殊情况对其紧急实施的一种强制性的、并最大限度限制其行为活动的医疗保护措施。

对于意识较为清晰的患者,医护人员会对其进行积极耐心的安全教育,以防止发生坠床及跌伤等事件。如果患者存在视觉障碍、意识变化、烦躁以及手术麻醉之后尚未完全苏醒,那么必要时医护人员会合理地应用约束带对患者进行防护。等患者意识情况允许之后医护人员会立即解除束缚,让患者拥有一个更为舒适的治疗环境。

ICU 患者因为病情需要,会使用到心电监护、气管插管、留置胃管、留置尿管等导管,其会因为疾病本身原因出现烦躁、谵妄,试图拔掉各种导管。即使部分意识清楚的患者在睡眠中也可能拔掉各种导管,而且患者过多的肢体活动还会影响到仪器监测的准确性,严重干扰治疗,所以适当的约束为顺利治疗提供了保障。

29.什么是营养支持治疗?

"人是铁,饭是钢"这句话说的是"吃饭"的重要性,其实更表达了"营养"的重要性。在 ICU 的患者,多数不能正常进食,处于营养不良的状态。这不但使患者免疫力下降,抵抗感染的能力不足,影响伤口的愈合,还会导致肌肉力量下降,不能咳嗽、排痰,加重呼吸衰竭,甚至加重全身病情。因此,合理有效的营养支持治疗对 ICU 的患者来说至关重要。ICU 的营养支持治疗方式有两种,即肠内营养、肠外营养。

ICU 患者由于疾病等原因,会产生高能量消耗代谢、高分解代谢、高血糖、免疫功能障碍和肠道功能障碍,所以要优选肠内营养或经周围静脉的肠外营养,肠内营养不足时再用肠外营养补充。

肠内营养是经胃肠道为机体提供各种营养素以满足机体生理及病理需要的营养支持方式。其优越性体现在营养素直接经肠吸收、利用,且给药方便、费用低廉,也有助于维持患者肠黏膜结构和屏障功能的完整性。肠内营养制剂分成三类,即氨基酸型、整蛋白型和组件型,具体如下:

(1)氨基酸型适用于胃肠消化和吸收功能受损的患者,但口感不佳,适宜鼻饲。

(2)整蛋白型适用于胃肠功能正常或接近正常的患者,口感较好,口服和鼻饲皆可。

(3)组件型多作为平衡型肠内营养剂的补充剂或强化剂。

每位患者每日所需的肠内营养量都是由其自身的营养和液体需求决定的。

对于重症患者,目标喂养量为每天 25～30 千卡/千克,且在开始喂养后 24～48 小时内达目标喂养量的 50%;而对于高营养风险或严重营养不良的患者,在监测再喂养综合征的前提下,建议至少达目标喂养量的 80%。在不同病理状态下,机体能量代谢率亦不同,家属应及时与医护人员沟通,按需给予患者营养。

30.ICU 里的常见细菌——多重耐药菌

多重耐药菌是指对抗菌谱范围内,三类或三类以上的抗菌药物不敏感的细菌。甚至 2010 年,在南亚发现了超级细菌,即对所有抗生素有抗药性的细菌。这种病菌的可怕之处并不在于它对机体的破坏力,而在于它对抗生素的抵抗能力。常见的多重耐药菌有:耐甲氧西林的金

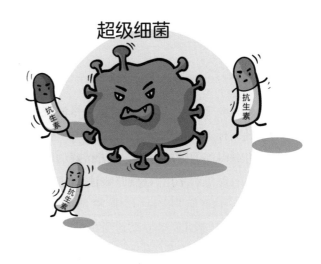

超级细菌

黄色葡萄球菌(MRSA)、耐万古霉素的肠球菌(VRE)、多重耐药鲍曼不动杆菌、多重耐药铜绿假单胞菌等。

多重耐药菌这么恐怖,是不是患上多重耐药菌就无药可救了?

当然不是这样的,首先从致病力来说,多重耐药菌和普通细菌相差不大,只是抗生素对耐药菌无效,使得医生在治疗上更为困难。若使用多黏菌素、替加环素等"超级抗生素",或者多药联合应用,也可以取得一定效果。

由于多重耐药菌难以治疗,对付它的最好办法就是防御。因此,提倡合理使用抗生素,对抗生素的使用要坚持"四不"原则,即不随意买药、不自行选药、不任意服药、不随便停药。在日常生活中,患者要注意个人卫生,尤其是手部卫生,加强身体锻炼,合理饮食休息,提高机体的抵抗力。

(薛秀娟　张建宁　周蕾　李冲　张玉可等)

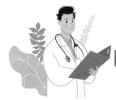

呼吸疾病的护理小知识

1."痰"何容易——如何正确留取痰液标本?

留取痰标本看似简单,但要取得合格的痰液标本并不是一件容易的事。

合格的痰标本是指气管、支气管的分泌物或肺泡内的分泌物,而不是口腔内的唾液或者鼻咽部的分泌物等。患者留痰的时候一定要"取其精华,去其糟粕"。

一般在医院里都采用"自然咳痰法"留取痰标本,具体方法如下:患者早晨起床先漱口,之后深呼吸几次再用力咳嗽,咳出 2～3 口深部的痰吐入特制的痰盒中,并立即关闭盒盖。咳出的痰量要达到 3～5 毫升,大约是一个矿泉水瓶盖的大小。

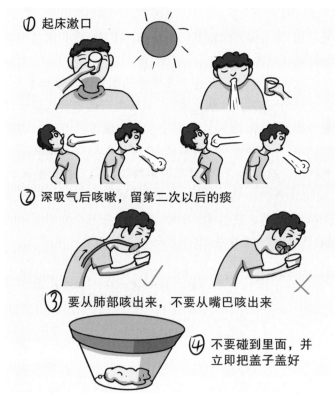

① 起床漱口

② 深吸气后咳嗽,留第二次以后的痰

③ 要从肺部咳出来,不要从嘴巴咳出来

④ 不要碰到里面,并立即把盖子盖好

2. "氧"生之道——吸氧小常识知多少

很多呼吸系统疾病的患者需要长期吸氧,许多家庭也会自备制氧机,但是大家对吸氧治疗了解多少呢? 是否能够保障安全的吸氧呢?

氧气吸入法是通过吸入高于空气中氧浓度的氧气,来提高动脉血氧分压和动脉血氧饱和度,增加动脉血氧含量,纠正各种原因造成的缺氧状态的一种治疗方法。

常用的氧气吸入方式有鼻导管吸氧和面罩吸氧,一般家庭中多选用鼻导管吸氧,所以在这里重点介绍一下鼻导管吸氧。鼻导管吸氧需要将鼻氧管前段插入鼻孔内约 1 厘米,剩余导管两端引绕至耳后,再由耳后引绕至颌下,向前轻拉鼻氧管,再调整调节扣至舒适位置。

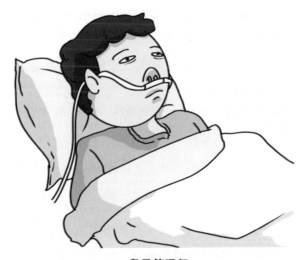

鼻导管吸氧

需要注意的是,氧气不是吸入越多越好。吸氧时,流量调节阀一般为 1~2 档。如果患者出现头晕、咳嗽、憋气、嗜睡等情况,一定及时到医院,要警惕"氧中毒"或者呼吸衰竭。吸氧时,湿化瓶中要加入湿化水,一般使用灭菌注射用水,水量不能低于瓶子的 1/3,水使用超过 7 天时要进行更换。另外,吸氧时还要注意安全,要注意防震、防火、防油、防热。大家一定要认真学习吸氧知识,正确吸氧,保证自己与家人的生命安全。

3.分秒"闭"争——揭秘胸腔闭式引流

胸腔闭式引流是呼吸科常见的一种操作,对疾病的治疗起着非常重要的作用。但是在治疗的过程中,若患者不配合医护人员的工作,那么就会影响疾病的恢复和管子的拔除,所以大家也需要了解胸腔闭式引流的小知识!

简单来说,胸腔闭式引流就是将一根引流管从胸壁置入胸膜腔内,另一头连接瓶子或袋子,将胸腔内的气体、液体引出来,从而达到治疗的目的。

那么,当患者被插上这样的管子后,该怎样配合呢?下面就为大家来详细介绍:

(1)患者半躺在床上,这样体内的液体更容易流出来。

(2)患者翻身或者活动时一定要注意,避免管子弯折、扭曲,甚至掉出。

(3)如果患者要下床活动,一定要将瓶子或者袋子放到膝盖以下,动作幅度也不要太大。

(4)如果管子不小心掉出来了,患者不要惊慌,应立即用手把身上的穿刺口捏紧,并呼叫医护人员来处理。

(5)如果瓶子倒了,患者一定要立即把瓶子上方的管子对折,这样外面的空气就不会进到胸腔内,并叫医护人员来进行处理。

4."吸"之有道——如何正确使用无创呼吸机?

随着群众健康意识的增强,越来越多的患者在医务人员的建议下开始使用无创呼吸机。这类设备的使用,可以大大缓解患者气促、胸闷、喘憋等症状。但如果使用不规范,也可能会造成器械相关性感染,甚至会发生窒息。

患者使用无创呼吸机时,首先要连接管路与面罩,再佩戴无创面罩,调节带子的松紧,以无明显漏气及无明显皮肤压迫感为宜;然后再开机送气,启动呼吸机的湿化加热,一般夏天以较低档位为主,冬天适当调高档位,以增加气道的湿化。如果需要无创呼吸机外接氧气,则患者要在无创呼吸机的面罩接头或者管路接头上接上预设流量的氧气。

建议使用无创呼吸机的患者要在家中备一个便携式血氧饱和监测器,以观察血氧饱和度情况。一般血氧饱和度维持在$88\%\sim94\%$的水平即可。

若患者需要停止使用无创呼吸机,可以先取下无创面罩或鼻罩,放在干净的地方,然后再关闭设备。

那要如何清洁无创呼吸机呢？清洁的具体方法如下：

患者取下面罩后，用干净的软布蘸取适量的清水擦拭无创面罩，再用干布擦拭，置于阴凉干燥处保存。对于面罩的带子，也可用上述方法清洁，建议患者定期用稀释后的中性洗涤剂清洗带子。一般面罩和带子在使用 1～3 个月后可联系厂家予以消毒处理。对于主机外表面和管路，常规建议用干净的软布蘸取适量的清水擦拭，再用干布擦拭，置于阴凉干燥处保存。对于湿化罐，建议患者在每次使用完后，倒掉罐子内剩余的水，再用清水冲刷干净，然后晾干，置于阴凉干燥处保存。一般无创呼吸机使用寿命为 5～10 年，建议每个季度或每年找厂家评估设备的相关性能，并对仪器进行维护和保养（如更换空气滤网，整机消毒等）。

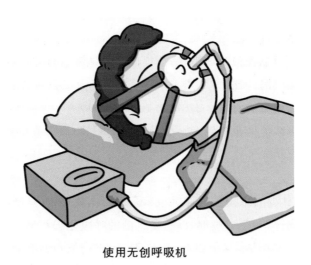

使用无创呼吸机

5."咳"不容缓——如何有效咳痰？

大家是否为痰液不易咳出而烦恼？下面就来告诉大家有效咳痰的方法。

第一步是叩背。叩背宜在餐前半小时或饭后 2 小时进行，正确的背部叩击有助于痰液排出，具体方法是：患者取坐位或侧卧位，操作者手指并拢成杯状，手腕部放松，迅速而规律地叩击患者背部，同时患者做深呼吸和咳嗽。叩击的方向为从背部两侧向中间，以及从肺底部（约背部肋骨下缘）向上叩击。每次叩击的时间以 10～15 分钟为宜。如患者感到不适应立即停止叩击。另外，若患者合并有气胸、肋骨骨折时禁做叩击。

第二步是进行深度咳嗽。患者尽可能采取坐位,以增加腹压,减低胸部压力,以利肺扩张,具体方法是:患者先深吸一口气后屏气 3～5 秒,然后缩唇(噘嘴),缓慢呼气至膈肌完全下降,即腹式呼吸一次;之后再深吸一口气,屏气 3～5 秒,身体前倾,从胸腔进行 2～3 次短促有力的咳嗽,并张口吐出痰液,咳嗽时收缩腹肌,或用自己的手按压上腹部。患者也可取俯卧屈膝位,借助膈肌、腹肌收缩,增加腹压,咳出痰液。

6.呼吸功能锻炼——有效帮助肺康复

生命在一呼一吸之间,想要增强肺功能,患者就应该做呼吸功能锻炼。下面就为大家介绍两种简单有效的方法:

(1)缩唇呼吸

1)闭嘴经鼻吸气。

2)呼气时口唇缩拢似吹口哨状,持续而缓慢地呼气,同时收缩腹部。

3)吸气与呼气时间比 1∶2 或 1∶3,呼吸频率为每分钟 7～8 次。

4)呼吸训练频率为每日 2 次,每次 10～15 分钟。

5)呼气流量以能使距口唇 15～20 厘米处并与口唇等高的蜡烛火焰微微倾斜而不熄灭为宜。

(2)腹式呼吸

1)取立位(体弱者取坐位或仰卧位),全身肌肉放松,静息呼吸。

2)一手放胸部,一手放腹部,以感受自己的呼吸是否正确。

3)吸气时用鼻吸入,尽力挺腹,胸部不动,吸气末自然且短暂地屏气,形成一个平顺的呼吸形态,使进入肺的空气均匀分布。

4)呼气时用口呼出,同时收缩腹部,胸廓保持最小活动幅度,缓呼深吸,以增进肺泡通气量。

5)吸与呼时间之比是 1∶2 或 1∶3,呼吸频率为每分钟 7～8 次。

6)呼吸训练频率为每日 2 次,每次 10～15 分钟。

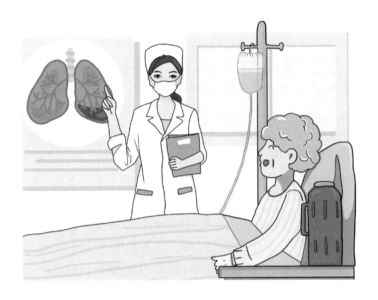

7.行之有"哮"——哮喘居家生活小常识

（1）饮食指导：哮喘患者应进清淡流质食物，在哮喘发作期，要注意补充水分，以免痰液黏稠，阻塞呼吸道而加重哮喘。患者的忌食要根据个人特点而定。婴幼儿应对异性蛋白加以警惕，老年人应该少吃产生痰液的食物，如肥肉和油腻不容易消化的食物。除了忌食肯定会引起过敏或哮喘的食物外，患者应避免对其他食物忌口，以免造成营养失衡。另外，患者应少吃胀气或难消化的食物，如豆类、芋头、土豆等，避免腹胀压迫胸腔而加重呼吸困难。

（2）居住环境：哮喘患者居住的房间要经常开窗，保持空气流通、干燥。因室内尘土中有一种肉眼看不见的小虫——螨虫，它是引发哮喘的元凶之一，并且会在潮湿环境中大量滋生，所以患者平时应把家中不便洗涤的物品经常拿到阳光下或院子里去晾晒。患者的房间内勿铺地毯，用吸尘器和湿布打扫室内，以免尘土飞扬。患者尽量不要在室内吸烟，不要养猫、狗、鸟等动物，不要养花，因为有的花粉可致敏，诱发哮喘发作。

（3）衣物选择：哮喘患者的内衣以纯棉织品为适宜，要求光滑、柔软和整；应避免穿化学纤维或深染色衣服以及皮毛衣服；衣服不宜过紧，衣领更应注意宽松。夏秋季节，患者的贴身衬衫及长裤，一般不宜选择有毛料的中长纤维，这种"毛茸茸"的感觉，也是哮喘的诱发因素。

（4）心理支持：患者精神紧张，心理压力增大，情绪的剧烈变化或波动都可以成为哮喘发作的诱因。因此,哮喘患者要保持心情舒畅,正确对待自己的疾病,正确对待生活中的挫折和不愉快,以免加重病情。

(5)规范诊疗:合理用药,在呼吸专科医生指导下进行规范的药物干预,可显著减少哮喘的急性发作,维持日常良好的生活状态,避免或延缓肺功能损伤。

8."雾里"看病——雾化吸入知多少

雾化吸入法因为有药物起效快、不良反应小、无痛苦、适用于任何年龄等优点,近几年应用得越来越多,但很多人不明白为什么要做雾化,下面就为大家介绍一下。

雾化吸入法是利用高速氧气气流,使药液形成雾状,并使其悬浮在气体中经鼻或口由呼吸道吸入,达到治疗的目的。它主要用于治疗哮喘、急性喉炎、慢性支气管炎、支气管扩张症、感染后咳嗽、肺炎、上呼吸道感染等。

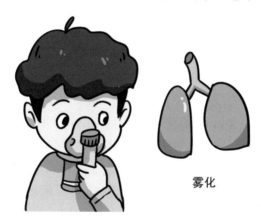

雾化

那怎样做雾化才是效果最好的呢? 下面就告诉大家做雾化的方法:

(1)患者要有适当的体位,可取坐位或半坐卧位;对意识模糊、呼吸无力者,家属可将其床头抬高 30°;雾化前 1 小时患者尽量不要进食,避免雾化过程中因气流刺激引起呕吐。

(2)患者将含嘴放入口中,或将面罩置于口鼻部戴好,之后缓缓用口吸气鼻呼气,尽可能地将药液吸入咽喉部深处,一般雾化时间为 10~20 分钟。治疗后,患者要注意拍背排痰,保持呼吸道通畅。

(3)患者在每次雾化后要及时漱口、洗脸或用湿毛巾抹干净口鼻部以下的雾珠,这样可以防止残留雾滴刺激口鼻皮肤,以免引起皮肤过敏或受损。面罩使用后要用清水冲洗,晾干后备用,但连接管不要用水冲洗。

大家可以用一段顺口溜来帮助记忆雾化器的用法：

雾化吸入好处多，吸入体位要掌握；

口吸鼻呼效果好，鼻部疾病反操作；

药物主张莫自作，排痰叩背来配合。

9.沉默的呼吸"杀手"——如何居家照护慢阻肺患者？

家庭氧疗是慢阻肺患者居家护理的重要部分，通常要求患者低流量吸氧，每小时吸氧量以 1～2 升为宜，每日吸氧时间可以达到 10～15 个小时。

慢阻肺的患者还要学会自我监测，建议配备便携的血氧饱和度监测仪，随时检测氧疗效果。慢阻肺患者的血氧饱和度一般控制在 88%～94%。

慢阻肺患者还要积极进行康复训练，如前文介绍的呼吸功能锻炼。除此之外，患者还可以进行有氧运动，如步行、爬斜坡、上下楼梯及慢跑等。患者刚开始时，每次运动时间可保持在 5～10 分钟，每天运动 1～5 次，适应后延长至每次 20～30 分钟，每天运动 3～4 次。运动量应由小至大逐渐增加，以身体耐受为度。

慢阻肺患者应每年接种流感或者肺炎疫苗，最佳接种时间为流感峰值前 1～2 个月，一般为每年的 9～11 月。

10.预防吸入性肺炎——吃饭也要提高警惕

吸入性肺炎是指误吸导致的肺内感染，常见的有口腔分泌物或食物的误吸，以及胃食管反流继发的胃内容物的误吸。有的气道内异物是可以排出的，但有些患者有全身麻醉、咽反射减退、神志障碍等原因时，会造成咳嗽反射的抑制和气道纤毛运动的障碍，使气道内异物不能尽快解除，随着致病菌感染，引起肺炎，甚至发生肺脓肿，严重者可发生呼吸衰竭或呼吸窘迫综合征。

预防吸入性肺炎的方法如下：

（1）年老体弱者不宜进行剧烈运动，行、走、坐、卧应该轻缓，防止胃内容物反流，发生误吸。

（2）三餐要定时、定量，患者吃饭时要细嚼慢咽，不可暴饮暴食。

（3）脑梗死患者要定期锻炼其吞咽能力。

（4）患者要清洁口腔，预防食物残渣导致误吸。

（5）患者要减少使用可增加误吸发生的药物，如利尿剂、镇静剂、胆碱受体阻滞剂和抗焦虑药物等。

(6)气管插管的患者短期内可应用 β-内酰胺类抗生素,以降低后续肺炎发生的风险。

(7)患者在进行手术麻醉前,必须严格禁食禁水,以免在手术过程中发生误吸。

11.一"管"到"胃"——如何居家护理鼻饲患者?

胃管有很多种类,不同胃管的有效期如下:

(1)普通橡胶胃管:留置时间一般为 7 天,通常用于留置时间较短的胃肠道准备患者。

(2)硅胶胃管:留置时间一般为 30 天,适用于长期鼻饲患者。

(3)复尔凯(Flocare)胃管:置管有效期可达 42 天,适合昏迷及高龄卧床吞咽反射差和需鼻饲时间较长的患者。

除了医院及药厂配置的营养液外,鼻饲液应选择富含多种维生素,易于消化的流食,保证充足的能量,避免营养失衡,从而利于机体恢复,如牛奶、豆浆、鱼汤、肉汤,还可以加入一些绿叶蔬菜以补充维生素。值得注意的是,固体材料一定要用榨汁机打碎,直至变为流质,预防堵塞胃管。

家属需要注意鼻饲的相关问题:

(1)胃管的固定

固定胃管时,鼻贴圆端粘贴在患者的鼻翼上,长端环绕粘贴在胃管上,脸贴粘贴在同侧脸颊旁,高举平抬,注意勿压迫皮肤,每次更换胶布的同时应更换位置,避免同一位置长期受压。

(2)鼻饲的"六度三冲洗"

1)六度:①角度:患者取坐位,卧床患者可将床头抬高 30°~45°,鼻饲完成后 30 分钟内保持半卧位。②速度:开始时速度控制在每小时喂 20~40 毫升,之后根据患者耐受性进行调整,逐渐可达每小时喂 100~125 毫升。如果没有输注泵则可以手推注射器缓慢推注,一次 200 毫升左右,速度不宜过快。每次喂食应间隔 4 小时。③温度:营养输注温度保持在 38~40 ℃,以滴在手腕上不烫为宜。④清洁度:营养液现配现用,避免污染、变质,24 小时内用完。调配和盛放营养液的容器应及时清洁。⑤浓度:从低浓度开始,逐渐增加浓度。⑥适应度:密切观察患者耐受性,有无呛咳、误吸、腹胀、腹泻等并发症。

2)三冲洗:在鼻饲前后、喂药前后、连续输注 4~6 小时后,这三个环节均使用 38~40 ℃的温开水 20~30 毫升对管路进行脉冲式清洗,防止堵塞。

（3）确定胃管在胃内的方法

1）经胃管连接注射器进行抽吸，如果抽出胃液说明已经置于胃内。

2）将听诊器置于胃区，快速经胃管向胃内注入 10 毫升空气，如果听到气过水声说明胃管已在胃内。

3）将胃管末端置于盛满水的治疗碗内，如果没有气泡溢出，说明胃管不在气道内。

（4）鼻饲常见的并发症及预防方法

1）腹泻、腹胀：①腹泻和腹胀是最常见的并发症，通常发生于鼻饲开始时，因为高渗性饮食会使胃肠道分泌大量水以稀释溶液的浓度，导致肠道蠕动加速，产生腹泻。②预防措施：鼻饲时采用逐步适应的方法，配合加入抗痉挛和收敛药物可控制腹泻。鼻饲用物应保持清洁，还需定时消毒以防止感染引起腹泻。注食时及时反折胃管末端，避免灌入空气，引起腹胀。

2）恶心、呕吐：①鼻饲过快或量过大易引起恶心、呕吐。②预防措施：每次注食动作应缓慢，液量以递增的方式输入，溶液保持在 38～40 ℃，以免刺激胃壁，引起不适。

3）胃潴留：①患者因为胃肠蠕动慢，注入的营养液或食物易潴留于胃内。②预防措施：每次输注溶液前先抽吸胃液，以了解胃内是否已排空，进食 4 小时后，可从胃管抽出食物则提示有胃潴留，应延长输注间隔，也可加服胃动力药，促进胃排空。

4）误吸：①误吸是严重的并发症之一，尤其是对昏迷的患者，有气管切开和食道返流者尤易发生液体饮食返流，吸入气管。②预防措施：每次注食前要回抽胃液，确认胃管是否在胃内、是否通畅，消化功能是否正常；喂食时，床头抬高 30°～45°；注意鼻饲管输注速度，要缓慢推注，或使用鼻饲泵匀速输注。鼻饲前吸痰、翻身，鼻饲后 30 分钟内避免翻身，如发生误吸，应立即停止鼻饲，并让患者取右侧卧位，头部放低，抽吸胃内容物，使用胃肠减压，防止返流造成严重后果。

5）脱管、堵管：①脱管多因患者烦躁时自行拔出或翻身时不慎脱落。②预防措施：应用柔软、稳定性好的鼻饲管，以求舒适、安全，妥善固定，翻身时要注意，切勿拉扯到胃管。每次注食前注入少量温水，可润滑管腔，防止鼻饲液黏附管壁，鼻饲完毕后应冲洗鼻饲管，防止胃管堵塞。

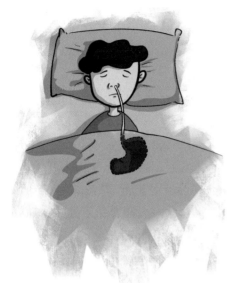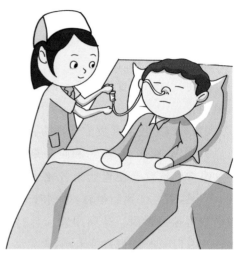

鼻饲患者居家护理

12.生命之桥梁——如何居家护理 PICC?

PICC 是将导管由手臂上的外周静脉穿刺插管沿着血管走行方向依次通过腋静脉、锁骨下静脉和无名静脉,最后将导管尖端插入上腔静脉。

PICC 适用于需要长期静脉治疗的患者,或者需要输注刺激性强的药物。PICC 在体内可留置 6～12 个月,可以减少因反复穿刺给患者带来的痛苦,减轻药物对血管的刺激,有效保护静脉。

PICC 有着如此大的用途,那么居家期间患者及家属又该如何科学护理呢?下面就来告诉大家一些居家护理 PICC 的方法。

PICC 后不会影响患者的日常生活和工作。但患者应在置管后第一天减少肢体活动,适当增加握拳松拳活动;第二天可以进行一些日常活动,如吃饭、洗漱、淋浴、做简单家务、打电脑、写字等,但时间不宜过长;锻炼时应避免举重物、做引体向上等活动及大范围地旋转手臂,如游泳、打球等。患者在活动时需留意导管有无折痕,因为手臂频繁弯曲会损坏导管。患者可进行的活动如下:

(1)手指屈伸运动:置管侧上肢五指依次做屈伸活动,每日做 2 次,每次 3～5 分钟。

(2)旋腕活动:置管侧上肢进行内外旋转活动,每日进行 2 次,每次 10 分钟。

（3）屈肘运动：置管侧上肢进行肘部屈伸运动，每日进行 2 次，每次 10 分钟。

（4）上臂旋腕运动：置管侧上肢缓慢上举过头，同时配合手腕内外旋转运动，每日进行 2 次，每次 10 分钟。

（5）肩部运动：两侧肩部分别向上运动 2 次，再将双手打开，同时触摸对应的肩部，每天进行 2 次，每次 10 分钟。

除以上介绍的内容外，PICC 后居家的患者还应注意如下事项：

（1）保持局部清洁、干燥，勿擅自撕下贴膜。

（2）日常多饮水（每日至少喝 2000 毫升水），以预防静脉血栓的形成。

（3）淋浴前使用保鲜膜或其他防水保护用品将 PICC 贴膜及贴膜上下 10 厘米严密包裹，淋浴后及时取下，勿浸湿 PICC 贴膜。

（4）根据敷料性质定时到医院更换贴膜和外露接头并冲管，保持导管功能状态良好。

（5）PICC 导管留置时间不得超过一年，患者至少每周到医院维护一次，每次维护带好维护手册。

（6）输液时置管侧肢体自由摆放，适当抬高，睡眠时保持舒适体位尽量避免压迫置管侧肢体。

（7）置管侧肢体可进行洗脸、刷牙、洗衣等日常活动，勿提 5 千克以上的重物，避免用力外展、旋转，勿参加羽毛球、跳绳、游泳等剧烈运动。

（8）穿袖口宽松、容易穿脱的衣服，遵循置管侧肢体先穿后脱的原则，更衣时避免将 PICC 导管牵拉或意外拔出。

（9）若出现贴膜卷曲、松动、潮湿、污染，穿刺点及周围发红、肿胀、疼痛、渗血、导管外露刻度变化等情况，请及时去医院就诊。

13.动脉采血为哪般——揭秘血气分析

不少住到呼吸科病房的患者都有这样的经历，住进来后先在手腕部或者腿根部的动脉上扎一针，抽一管动脉血，这个血到底是用来检查什么的呢？

采动脉血在呼吸科一般是为了做血气分析，主要是检查血液当中的氧饱和度、氧分压、二氧化碳分压、电解质、动脉肺泡氧分压差等指标。这些指标可以充分地说明肺脏功能和缺氧的情况，如果缺氧严重，不但要吸氧，甚至需要用呼吸机治疗。

采过动脉血的患者都知道，抽动脉血要比抽静脉血疼，这是为什么呢？由于动脉上神经比较敏感,所以抽取动脉血时常常相比于抽静脉血要疼痛一些,但采血过程很短,患者也无需害怕。一般,意识清醒者痛感比较明显,这也与穿刺位置的深浅、患者的痛感阈差异、采集者的熟练程度有关。因此,采血时大家需放松心情,多转移注意力,尽可能地配合医护人员。

那么,采血患者应该注意什么呢,拔针后患者应立即用干燥无菌纱布或棉签按压穿刺部位5～10分钟,并检查出血是否停止。如患者出现高血压、凝血时间延长或应用抗凝药物时,应按压穿刺部位更长时间,并在松开后立即检查穿刺部位,如未能止血或开始形成血肿,需重新按压直至完全止血。

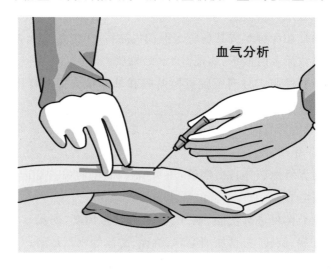

血气分析

（陶俊荣　吕肖静）

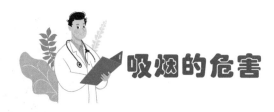

吸烟的危害

1.吸烟会造成哪些危害?

吸烟有害健康是毋庸置疑的。当点燃一根香烟时,它燃烧产生的烟雾中含有 7000 多种化学成分,目前发现其中至少有 69 种致癌物、多种重金属和放射性物质,包括大家熟知的尼古丁。大量研究已经证明:

(1)吸烟会损害整个呼吸道,最终导致一些慢性疾病的发生,如慢阻肺,这种疾病对人体的伤害是不可逆转的,会严重影响正常生活。

(2)烟草燃烧产生的烟雾有致癌成分,是诱发肺癌、口腔癌、鼻咽癌、食管癌、胃癌、肝癌、卵巢癌等多种恶性肿瘤的高危因素。

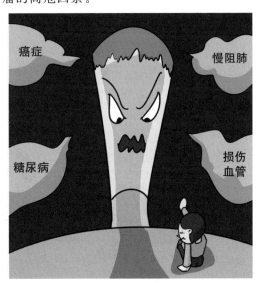

(3)吸烟会损伤血管,影响血管表面的细胞即血管内皮功能,导致脂质在血管内壁沉积,从而使血管腔变窄,血液流动因此受阻碍,造成多种脑梗死、心肌梗死等心脑血管疾病。

(4)吸烟会使与胰岛素作用相反的激素分泌增加,最终导致糖尿病。

(5)吸烟还会损伤正常的性功能和生殖功能,孕妇吸烟可能会导致早产、流产,甚至死胎。

2.为什么吸烟会上瘾?

吸烟会成瘾是一个非常复杂的过程,受生理因素、社会环境因素和心理因素三方面的交互影响。

（1）生理因素：烟草中的一种成分——尼古丁会作用于大脑，刺激大脑产生一种令人兴奋的激素。当停止吸烟的时候，大脑会"想念"这种兴奋感。

（2）社会环境因素：在一些重要的场合，有些人会通过吸烟来拓展和维护人际关系，受这种社会背景的影响，吸烟变成群体识别和日常社会交往的一个工具。

（3）心理因素：吸烟时间越长，吸烟者越会形成一种习惯，比如掏烟、点烟等。这些不断被强化的行为会导致心理成瘾。由于压力过大，还有部分人通过吸烟来缓解自己的情绪，这也是导致成瘾的原因之一。

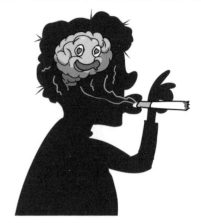

吸烟上瘾

3.二手烟有哪些危害？

不吸烟者就不用担心烟草危害了吗？不，二手烟同样会对健康造成危害！二手烟是指不抽烟的人吸取其他吸烟者制造的烟雾的行为，也称"被动吸烟"。特别是孕妇暴露于二手烟中可以导致婴儿猝死综合征（即外表似乎完全正常、健康的婴儿突然死亡）和胎儿出生体重降低，以及早产、新生儿神经管畸形和唇腭裂。儿童暴露于二手烟中会导致呼吸道感染、哮喘、急性中耳炎、复发性中耳炎及慢性中耳积液等疾病。二手烟暴露并没有所谓的"安全水平"，即短时间暴露于二手烟中也会对健康造成危害，即使用排风扇、空调等通风装置，也无法完全避免吸入二手烟，故室内完全禁止吸烟是避免健康危害的唯一有效方法。

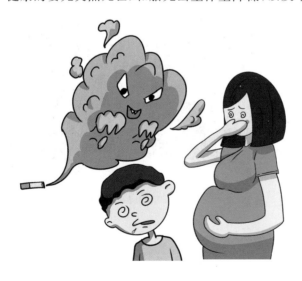

4.吸烟会影响"颜值"吗?

事实上,吸烟会危害皮肤健康,直接影响容颜和外观! 吸烟过程中产生的毒性物质一方面可直接作用于皮肤,另一方面通过进入体内间接作用于皮肤。1856 年,有科学家首次注意到吸烟者肤色更显蜡黄、晦暗,且皱纹较多。大量研究显示,吸烟与皮肤老化、瘢痕形成、过敏性皮炎、掌跖脓疱病、基底细胞癌、黑素瘤、痤疮、脱发、鳞屑病等一系列皮肤损害相关。对于绝经后女性,吸烟者的面部更容易出现皱纹,且使用雌激素替代治疗并不能降低吸烟者皮肤产生皱纹的风险。

5.吸烟对青少年有哪些影响?

2020 年 5 月 31 日是第 33 个世界无烟日,主题为"保护青少年远离传统烟草产品和电子烟",呼吁全世界采取积极行动,保护青少年免受烟草危害。为什么青少年更容易被吸烟诱惑呢? 这是因为青少年常会受到诸多因素的影响而吸烟,如烟草宣传广告,公众人物、父母、老师的吸烟行为等。青春期是身心发展的关键阶段,处于该阶段的青少年对社会环境的适应能力差、自控力弱,身体尚未发育成熟,当面对吸烟诱惑时,很容易被它带来的快感迷惑。

吸烟对青少年的伤害到底有多大? 有研究表明,青少年吸烟会造成神经生理和大脑结构发生改变,可能会导致青少年终身成瘾。吸烟会影响青少年的肺发育,增加各种疾病的发生风险。

青少年是国家的未来和民族的希望,全社会要关心和呵护青少年的心身健康成长,营造良好的社会生活环境。因此,大家要科学引导青少年树立拒绝传统烟草产品和电子烟的健康理念,创建无烟家庭、无烟校园,来更好地保护青少年的健康成长。

6.电子烟也会危害健康吗?

电子烟是一种模仿卷烟的电子产品,当前市场上的电子烟外观鲜艳,款式新颖,从一开始出现,就声称是"安全的烟草替代品",但电子烟真的安全吗? 其实电子烟的烟液中也含有各种化合物,包括各种致癌物,并对呼吸道产生损害。所以吸电子烟同样会危害健康。

7.低焦油卷烟没有危害吗?

随着越来越多的人意识到吸烟危害健康这一科学结论,烟草公司提出了"降焦减害"的口号,推出"低焦油卷烟",并宣称"低焦油等于低危害",事实真是如此吗?事实上,无论是高焦油卷烟还是低焦油卷烟,只要是烟草制品,在燃烧的过程中都会产生大量有害物质。焦油含量降低不代表致癌物含量也降低,研究发现降低卷烟的焦油含量不能减少烟草对健康的危害。而且使用低焦油卷烟会造成吸烟者深吸和吸入量增加,可能导致肺腺癌的发生率上升。市场上还有一些低尼古丁烟或不含尼古丁的烟,吸这种烟往往会导致"补偿吸烟现象"。因为尼古丁的含量降低后,吸烟者为了维持体内的尼古丁浓度,会采取"补偿行为",吸得更多。随着吸烟次数和吸烟量的增加,吸入烟草中的其他有害物质也会增加。所以,所有的烟草制品,包括"低焦油卷烟",都会严重危害身体健康。

8.戒烟后身体会发生哪些变化?

当吸烟者开始戒烟后,身体会随着戒烟时间的延长发生相应变化。戒烟2小时后,尼古丁会从体内排出;戒烟6小时后,心率会减慢,血压会略微发生变化;戒烟24小时后,一氧化碳会从体内排出;戒烟48小时后,呼吸道可清除气道中的黏液,使肺更加清洁;戒烟3个月后,戒烟者不会感到气短,生殖健康会得到改善,生育能力开始恢复;戒烟6个月后,咳嗽症状减少;戒烟1年后,心肌梗死的发生风险下降50%;戒烟10年后,肺癌的发生风险下降50%;戒烟15年后,死亡风险降至与不吸烟者相同。

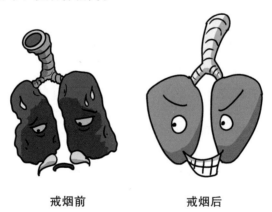

戒烟前　　　　　　戒烟后

9.如何科学戒烟？

对于未成瘾的吸烟者来说,可以依靠自己的毅力戒烟,但是对于烟草成瘾的患者来说,寻求专业的戒烟帮助有助于提高戒烟的成功率。目前,科学有效的戒烟方法包括多种方案。吸烟者在戒烟前通常需要做一些准备工作,如给自己设定戒烟日,戒烟日一般在开始戒烟的 2 周内;同时,告诉家人、朋友和同事,自己已经决定戒烟,取得他们的理解和支持;要了解在戒烟中可能出现的问题,特别是在最初几周内可能出现的问题或困难,如尼古丁戒断症状等;处理掉身边与吸烟有关的全部物品,使自己的家中或办公室成为无烟环境,为接下来的戒烟做好充分准备。如果吸烟者在戒烟的过程中遇到困难,也可前往戒烟门诊就诊,寻找专业的戒烟指导和治疗。

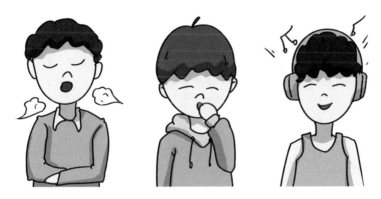

烟瘾难忍可以用深呼吸、嗑瓜子、听音乐等方法转移注意力

10.使用戒烟药物能成功戒烟吗？

戒烟对于许多烟草成瘾患者来说非常困难,现今已有多种戒烟药物可以帮助吸烟人群提高戒烟的成功率,那么戒烟药物靠谱吗？

戒烟药物可以缓解戒断症状,常见的症状有兴奋、失眠、出汗、流泪、流涕、恶心、呕吐、腹泻、震颤,严重者可能会出现虚脱、意识丧失。戒烟药物可明显提高戒烟的成功率,为吸烟者戒烟开出一张"良方"。当前,一线的戒烟药物主要有尼古丁替代疗法药物、酒石酸伐尼克兰、盐酸安非他酮等。尼古丁替代疗法药物包括尼古丁贴片、咀嚼胶、含片等,不同剂型在戒烟的疗效方面无显著差异,戒烟者可以根据自己的意愿选择。作为非处方药,尼古丁替代疗法药物可以在药店或医院买到,使用前戒烟者可以咨询专业医生,在其指导下使用可使戒烟的成功率提高至少一倍以上。酒石酸伐尼克兰和盐酸安非他酮是处方药物,戒烟者需要在医生指导下使用。

11.尼古丁替代疗法的药物会让人成瘾吗?

尼古丁替代疗法药物释放的尼古丁无论是在速度方面还是在浓度方面,都远低于卷烟,故使用者不会对尼古丁替代疗法药物成瘾。在合适的应用剂量范围内,尼古丁替代疗法药物不会导致任何严重的不良反应,且有助于减轻吸烟者的成瘾行为和各种戒断症状。

12.为什么有戒烟门诊?

戒烟门诊主要是帮助经过简短戒烟干预治疗效果不佳或自愿进行强化戒烟治疗的吸烟者,至少已有数百万吸烟者通过戒烟门诊成功戒烟。当吸烟者来到戒烟门诊就诊时,具有专业技能的戒烟医生会对就诊者进行多方面评估,然后根据戒烟者的个体情况制定个性化的戒烟治疗方案。同时,戒烟医生会定期跟踪、随访戒烟者的戒烟情况,帮助戒烟者解决戒烟过程中遇到的问题,有效提高戒烟的成功率。此外,戒烟门诊可进行一系列检测,使吸烟者客观认识到吸烟的危害,增强戒烟决心。

13.戒烟过程中烟瘾犯了怎么办?

分散注意力是对抗烟瘾的最好办法,一般推荐戒烟者遵循 5D 戒烟方法:

(1)宣布(declare):向所有人宣告自己戒烟的决心,借此来争取他人的支持。

(2)拖延(delay):当想吸烟时,拖延一会可能吸烟的念头就没有那么强烈了。

(3)深呼吸(deep breath):当有烟瘾时,可进行深呼吸。

(4)喝水(drink some water):喝水也可有效抑制吸烟的冲动。

(5)其他事情(do something else):比如嗑瓜子、运动、听音乐等都可以转移注意力。

当戒烟者能保持不吸烟时可以对自己进行奖励,这样每天前进一步,戒烟就会成功!

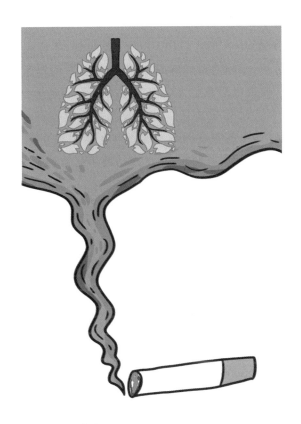

14.怎样才算戒烟成功?

烟草成瘾不是一种行为习惯,而是一种慢性疾病。一般情况下,戒烟者在戒烟初期会产生一些戒断症状,这些症状在停止吸烟后数小时便开始出现,在戒烟最初的 14 天内症状最明显,之后逐渐减轻,直至消失。大多数戒烟者的戒断症状会持续存在约 1 个月,但部分戒烟者对吸烟的渴求可能会持续 1 年以上。因为烟草中的尼古丁能够消除戒断症状,戒烟者往往会在出现戒断症状后复吸,破坏整个戒烟过程,从而使戒烟功亏一篑。

吸烟者的戒烟历程一般是这样的:随着对吸烟危害性认识的加强,吸烟者会进入戒烟思考期,这一阶段的吸烟者往往处于进退两难的境地,一方面认识到自己应该戒烟,另一方面仍难以割舍手中的香烟;经过一段时间的思考,吸烟者将进入准备期并开始计划戒烟;然后他们把戒烟付诸实践,进入行动期;紧随着的是维持期,在这一阶段,戒烟行为会得到巩固,如果维持期持续下去,他们将戒烟成功;如果这种巩固不能维持下去,吸烟者将进入复吸期,之后会再次回到思考期。

有研究报道,戒烟者一般要 1 年以上完全不吸烟,才算戒烟成功。因此,戒烟是一个完整的过程,不能简单理解为"戒"或"没戒",而是递进的、阶段性的成功,戒烟时间越长,戒烟成果越稳定。多数戒烟者都会经历上述戒烟过程中的不同阶段,最终才会实现完全戒烟。每个吸烟者都应朝着长期戒烟的目标努力,不断解决戒烟过程中的各种问题。吸烟者要坚定地相信,戒烟是能够成功的,戒烟计划启动越早、持续时间越长,个人的健康获益就越大!

(宁康　王西艳)

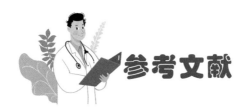

1.葛均波.内科学[M].9 版.北京:人民卫生出版社,2018.

2.王伟.慢阻肺对肺癌发病和预后影响的临床研究[D].济南:山东大学,2018.

3.郅强.42 例支气管哮喘并妊娠临床特点分析[D].南宁:广西医科大学,2021.

4.蔡静静,刘瑞娟.慢性阻塞性肺疾病与肺癌的相关研究进展[J].临床肺科杂志,2017,22(12):2301-2304.

5.查慧贤,刘扣英,王晨,等.稳定期慢性阻塞性肺疾病病人运动康复的最佳证据总结[J].护理研究,2021,35(22):3985-3990.

6.国家心血管病中心肺动脉高压专科联盟,国家心血管病专家委员会右心与肺血管病专业委员会.肺血管病右心导管术操作指南[J].中国循环杂志,2022,37(12):1186-1194.

7.李锋,周新.慢性阻塞性肺疾病的发病机制研究进展[J].中国呼吸与危重监护杂志,2019,18(1):88-92.

8.牛宏涛,杨汀,王辰.慢阻肺的临床表型和治疗策略[J].中国临床医生杂志,2017,45(9):1-4.

9.宋洋,潘海涛.支气管哮喘临床用药分析[J].医学食疗与健康,2022,20(13):160-162+183.

10.谭杰,覃敏.儿童过敏原检测与脱敏治疗研究进展[J].内科,2016,11(1):32-35+42.

11.王长征.吸入激素的特性及治疗的有效性和安全性[J].中国呼吸与危重监护杂志,2004(1):64-66+25.

12.魏明莉.肺功能检查与慢阻肺[J].保健医苑,2023(4):48-49.

13.张新梅.探讨妊娠合并支气管哮喘患者的护理方法[J].实用妇科内分泌电子杂志,2020,7(36):123-133.

14.张永明,林江涛.咳嗽变异性哮喘诊断和治疗新认识[J].中华结核和呼吸杂志,2012,35(1):62-64.

15.中华医学会呼吸病学分会肺栓塞与肺血管病学组,中国医师协会呼吸医师分会肺栓塞与肺血管病工作委员会,全国肺栓塞与肺血管病防治协作组,等.中国肺动脉高压诊断与治疗指南(2021 版)[J].中华医学杂志,2021,101(1):11-51.

16.中华医学会呼吸病学分会间质性肺疾病学组.特发性肺纤维化诊断和治疗中国专家共识[J].中华结核和呼吸杂志.2016,36(6):427-432.

17.中华医学会呼吸病学分会哮喘学组.胸闷变异性哮喘诊治中国专家共识[J].中华医学杂志,2023,103(34):9-20.

18.钟南山,曾广翘.慢性呼吸疾病的防治策略[J].中国临床保健杂志,2020,23(1):1-4.

19.周新,张旻.中国支气管哮喘防治指南(2020 年版)解读[J].诊断学理论与实践,2021,20(2):138-143.

20. ARMANIOS M Y, CHEN J J, COGAN J D, et al. Telomerase mutations in families with idiopathic pulmonary fibrosis[J]. N Engl J Med, 2007, 356: 1317-1326.

21.CELLI B R, SINGH D, VOGELMEIER C, et al. New perspectives on chronic obstructive pulmonary disease[J]. International Journal of Chronic Obstructive Pulmonary Disease, 2022,17:2127-2136.

22.CHRISTENSON S A, SMITH B M, BAFADHEL M, et al. Chronic obstructive pulmonary disease[J].Lancet, 2022,399(10342):2227-2242.

23. RAGHU G, REMY-JARDIN M, MYERS J L, et al. Diagnosis of idiopathic pulmonary fibrosis an official ATS/ERS/JRS/ALAT clinical practice guideline[J]. Am J Respir Crit Care Med,2018,198(5):e44-e68.

24. RAGHU G, REMY-JARDIN M, RICHELDI L, et al. Idiopathic pulmonary fibrosis (an update) and progressive pulmonary fibrosis in adults: an official ATS/ERS/JRS/ALAT clinical practice guideline[J]. Am J Respir Crit Care Med, 2022,205(9):e18-e47.

25.RAGHU G, REMY-JARDIN M, RYERSON C J, et al. Diagnosis of hyper-sensitivity pneumonitis in adults an official ATS/JRS/ALAT clinical practice guideline[J]. Am J Respir Crit Care Med,2020,202:e36-69.

26.WANG C, XU J, YANG L, et al. Prevalence and risk factors of chronic obstructive pulmonary disease in China (the China Pulmonary Health [CPH] study): a national cross-sectional study[J]. Lancet,2018,391(10131):1706-1717.

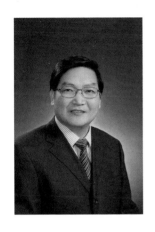

跋 健康科普——开启百姓健康之门的"金钥匙"

从医三十多年,每天面对那么多患者,我在工作之余常常思考,如何让人不生病、少生病,生病后早诊断、早治疗、早康复。这样既能使人少受病痛折磨,又能减少医疗费用,还能节约有限的医疗卫生资源。对广大医者而言,如此重任,责无旁贷。

《黄帝内经》说,上医治未病、中医治欲病、下医治已病。老子曾说:"为之于未有,治之于未乱。"这些都说明了疾病预防的重要性。

做医学科普有重要意义,是一件利国利民、惠及百姓的大事。在大健康时代,医者不仅要掌握精湛的医术,为患者治病,助患者康复,还应该积极投身健康科普事业,宣传和普及医学知识,引导大众重视疾病的预防,及早诊断和规范治疗。因此,近年来我逐步重视科普工作。

记得小时候,每每遇到科学上的困惑,我就去翻"十万个为什么"这套书,从中寻找答案。那么,百姓对身体健康产生疑问,有无探寻答案的去处?在多年的临床工作中,我常常碰到患者对疾病一知半解或存在误解的情况。我心里很清楚,患者就医之前往往会先上网搜索,可是网上的信息鱼龙混杂,不少内容缺乏科学性、权威性,患者被误导的情况时有发生。当患者遇到困惑时,能否从权威的医学科普书籍中找到答案?我曾广泛查阅,了解到有关医学科普方面的书籍虽然种类繁多,但良莠不齐,尤其成规模、成系统的丛书更是鲜见,于是,我萌发了编写本丛书的想法,并为这套书取名"医万个为什么——全民大健康医学科普丛书","医"与"一"同音，一语双关，"全民大健康"是我们共同的心愿和目标。

朝斯夕斯，念兹在兹。我多方征求相关专家意见，反复酝酿，最终达成一致意见，大家都认为很有必要编写一套权威的健康科普丛书，为百姓答疑解惑。一个时代，有一个时代的使命；一代医者，有一代医者的担当。历经一整年的精心策划和编写，"医万个为什么——全民大健康医学科普丛书"终于付梓了。大专家写小科普，这套书是齐鲁名医多年从医经历中答患者之问的精华集锦，是对百姓健康的守护，也是对开启百姓健康之门的无限敬意。

物有甘苦，尝之者识；道有夷险，履之者知。再伟大的科学家也有进行科普宣传的责任。"医万个为什么——全民大健康医学科普丛书"要做的就是为百姓答疑解惑、防病治病，让医学科普流行起来。

丛书编纂毫无疑问是个复杂的系统工程，自 2021 年提出构想后，可谓一呼百应，医学专家应者云集。仅仅不到一年的时间，我们集齐了近千名作者，不舍昼夜努力，撰写完成卷帙浩繁、数百万字的书稿，体现了齐鲁医者的大使命、大担当、大情怀。图书是集权威性、科普性、实用性以及趣味性为一体的医学科普精粹，对百姓健康来说极具实用价值，也是落实党的二十大报告"把保障人民健康放在优先发展的战略位置，完善人民健康促进政策"的医学创举。

在图书编写过程中，我们着力做到了以下两点：

一是邀请名医大家执笔。山东省研究型医院协会自成立起，就在学术交流、人才培养、科技创新、成果转化、服务政府和健康科普教育等方面做出了一定的成绩，尤其在健康科普方面积累了丰富经验，并打造了一支高水平的科普专家团队。本套丛书邀请的都是相关专业的名医作分册主编，高标准把关。由于医学专业术语晦涩难懂，如何做到深入浅出、通俗易懂，既能讲明医学知识又符合传播规律是摆在我们面前的难题。有些大专家学识渊博且有科普热情，不过用语太过专业；年轻医生熟悉互联网传播特点，但专业的深度有时候略显不足。所以我们采用"新老搭配"的方法，在内容和语言风格上下功夫，力求呈现在读者面前的内容"一看就懂，一学就会"。

二是创新传播形式。我们邀请专业人士高标准录制音频，把全书内容分章节以二维码的形式附在纸质图书上，以视听结合的方式呈现，为传统科普注入新鲜活力。二维码与纸质科普图书结合，让读者随时扫码即可聆听，又能最大限度拓展纸质科普书的内容维度，实现更广泛的科普，让"每个人是自己健康第一责任人"的宗旨践行得更实、更深入人心，无远弗届！

有鉴于此，我要以一位老医学工作者、医学科普拥趸者的身份衷心感谢和赞佩以专家学者为首的作者队伍的倾情付出。

还要特别感谢张运院士、宁光院士为本丛书撰文作序，并向为图书出版付出心力的编辑以及无数幕后人的耕耘和努力表示衷心感谢，向你们每一个人致敬！

念念不忘，必有回响。衷心希望"医万个为什么——全民大健康医学科普丛书"能为千家万户送去健康，惠及你我他，为健康中国建设助力。

山东省研究型医院协会会长　胡三元

2023 年 5 月

胡三元，医学博士，二级教授，主任医师。原山东大学齐鲁医院副院长、山东第一医科大学第一附属医院院长。现任山东大学齐鲁医院、山东第一医科大学第一附属医院普通外科学学术带头人、山东大学特聘教授、山东大学和山东第一医科大学博士研究生导师；山东省"泰山学者"特聘教授、卫生部和山东省有突出贡献中青年专家、山东省医学领军人才，享受国务院政府特殊津贴。

对中国腔镜技术在外科领域特别是肝胆胰脾外科中的创新应用与规范推广、"腹腔镜袖状胃切除术＋全程化管理"治疗肥胖症与 2 型糖尿病体系的建立和国产腔镜手术机器人的研发做出了突出贡献。荣获国家科技进步二等奖、中华医学科技奖一等奖、山东省科技进步一等奖等 10 余项科技奖励。

主要社会兼职：中国医师协会外科医师分会副会长；中华医学会外科学分会委员、腹腔镜内镜外科学组副组长；中华医学会肿瘤学分会委员；中国研究型医院学会微创外科学专业委员会主任委员；中国医药教育协会代谢病学专业委员会主任委员；中国医学装备协会智能装备技术分会会长；山东省医学会副会长、外科学分会主任委员；山东省医师协会腔镜外科医师分会主任委员；山东省研究型医院协会会长。